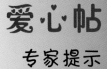

专家提示

*适量的体育锻炼及体力活动可增加脂肪消耗、

减少体内胆固醇的沉积、提高胰岛素的敏感

性，对预防肥胖、控制体重大有益处。

"一、三、五、七"锻炼法：

"一"是每天至少锻炼1次

"三"是每次要锻炼30分钟以上

"五"是每星期要锻炼5次

"七"是每次锻炼时心率要达到170－年龄数

*合理饮食：遵循低热量、低胆固醇、低脂肪、

低糖、高纤维素饮食原则。

*每日限量饮酒：葡萄酒、黄酒少于100毫升，

60度白酒少于25毫升，啤酒少于300毫升。

《专家诊治肥胖症》

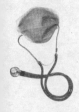

挂号费丛书 **升级版**

姓名		性别	年龄	就诊卡号

专家诊治
肥胖症

科别	内分泌科	日期	费别

主编　曲　伸　葛　军　韩　婷

编者　柴尚玉　卜　乐　潘霄羽

赵同峰　杨　震　孟　健

崔　冉　崔文洁　宋科秀

刘　爽　张志佳　蒋晓婉

Navina Priya Jhummon

Bhavna Tohooloo

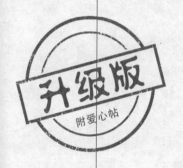

升级版

附爱心帖

药价	

上海科学技术文献出版社

图书在版编目（CIP）数据

专家诊治肥胖症 / 曲伸等主编 . —上海：上海科学
技术文献出版社，2012.4
ISBN 978-7-5439-5275-1

Ⅰ . ①专… Ⅱ . ①曲… Ⅲ . ①肥胖病—诊疗 Ⅳ .
① R589.2

中国版本图书馆 CIP 数据核字（2012）026156 号

责任编辑：何　蓉
美术编辑：徐　利

专家诊治肥胖症
主编　曲伸　葛军　韩婷
＊
上海科学技术文献出版社出版发行
（上海市长乐路 746 号　邮政编码 200040）
全国新华书店经销
常熟市华顺印刷有限公司印刷
＊
开本 850×1168　1/32　印张 6.25　字数 140 000
2012 年 4 月第 1 版　2018 年 10 月第 3 次印刷
ISBN 978-7-5439-5275-1
定价：15.00 元
http://www.sstlp.com

随着人们物质文化生活水平的提高，一旦生了病，就不再满足于"看病拿药"了。病人希望了解自己的病是怎么得的？怎么诊断？怎么治疗？怎么预防？当然这也和疾病谱的变化有关。过去，患了大叶性肺炎，打几针青霉素，病就好了。患了夜盲症，吃些鱼肝油丸，也就没事了。至于怎么诊断、治疗，怎么预防，人们并不十分关心。因为病好了，没事了，事过境迁，还管它干嘛呢？可是现代的病不同了，许多的病需要长期治疗，有的甚至需要终生治疗。许多病不只需要打针服药，还需饮食治疗、心理调适。这样，人们自然就需要了解这些疾病的相关知识了。

到哪里去了解？当然应该问医生。可是医生太忙，有时一个上午要看四五十位病人，每看一位病人也就那么五六分钟，哪有时间去和病人充分交谈。病人有困惑而不解，自然对医疗服务不满意，甚至对医嘱的顺从性就差，事实上便影响了疗效。

病人及其家属有了解疾病如何防治的需求，而门诊的医生爱莫能助。这个矛盾如何解决？于是提倡普及医学科学知识，报刊、杂志、广播、电视都常有些介绍，对一般群众增加些防病、治病的知识，当然甚好，但对于患了某病的病人或病人的家属而言，就显得不够了，因为他们有很多很多的问题要问。把与某一疾病相关的知识汇集成册，是一个

挂号费丛书·升级版

总序

好主意,病人或家属一册在手,犹如请来了一位家庭医生,随时可以请教。

上海科学技术文献出版社有鉴于此,新出一套"挂号费丛书"。每册之售价约为市级医院普通门诊之挂号费,故以名之。"挂号费丛书"尽选常见病、多发病,聘请相关专家编写该病的来龙去脉、诊断、治疗、护理、预防……凡病人或家属可能之疑问,悉数详尽解述。每册10余万字,包括数百条目,或以问诊方式,一问一答,十分明确;或分章节段落,一事一叙一目了然。而且作者皆是各科专家,病人或家属所需了解之事他们自然十分清楚,所以选题撰稿,必定切合需要。而出版社方面则亦在字体、版式上努力,使之更能适应各阶层、各年龄之读者需要。

所谓珠联璧合,从内容到形式,"挂号费丛书"确有独到之处。我相信病人或家属读了必能释疑解惑,健康的人读了也必有助于防病强身。故在丛书即将出版之时,缀数语于卷首,或谓之序,其实即是叙述我对此丛书之认识,供读者参考而已。不过相信诸位读后,必谓我之所言不谬。

复旦大学附属中山医院内科学教授

上海市科普作家协会理事长

杨秉辉

挂号费丛书·升级版总序

人体的能量平衡与脂肪代谢

什么是脂肪组织 …………………… 002

脂肪是怎样形成的 ………………… 002

什么是白色脂肪组织和棕色脂肪组织

………………………………………… 003

人体内脂肪是如何分布的？脂肪的总

　含量有多少 ……………………… 005

什么是异位脂肪分布？它有什么危害吗

………………………………………… 006

脂肪组织有什么功能 ……………… 007

脂肪是如何在体内储存的 ………… 009

食物脂肪是如何被消化吸收的 …… 009

血中的三酰甘油是怎样被清除，继而

　转化为脂肪的 …………………… 009

糖类是如何转化为脂肪的 ………… 010

身体内的脂肪是如何被利用的 …… 010

什么是脂肪细胞因子？它们有哪些作用

………………………………………… 011

什么是瘦素 ………………………… 012

脂肪组织与性激素有什么关系 …… 014

什么是抵抗素 ……………………… 014

什么是肿瘤坏死因子α …………… 015

什么是C反应蛋白 ………………… 015

什么是内脏脂肪素 ………………… 016

专家诊治

ZHUANJIA ZHENZHI FEIPANGZHENG

肥胖症

目录

1

什么是血管紧张素原 …………………… 017

血浆脂蛋白如何代谢？有什么作用 …… 017

三酰甘油如何代谢 ……………………… 019

什么是酮体 ……………………………… 020

胆固醇在体内如何分布 ………………… 020

高胆固醇血症有什么危害 ……………… 021

炎症可导致肥胖吗 ……………………… 022

肥胖症的病因

肥胖的原因有哪些 ……………………… 024

糖类为什么会导致肥胖 ………………… 025

肥胖是怎样引起的 ……………………… 025

女性发胖的真正原因在哪里 …………… 026

为什么人到中年容易发胖 ……………… 029

什么是节俭基因？跟肥胖有什么关系

………………………………………… 029

怎样才能有效减轻体重 ………………… 030

肥胖有哪些先兆 ………………………… 031

人生中哪些时段容易发胖 ……………… 034

腹型肥胖有种族差异吗 ………………… 036

如何看待肥胖的遗传因素 ……………… 037

情绪性进食是指什么 …………………… 038

为什么亚洲人爱长"将军肚" …………… 039

肥胖儿与家庭环境有关吗 ……………… 039

家长应如何做才能防止儿童肥胖的发生

………………………………………… 040

为什么压力过大也会导致肥胖 ………… 041

如何正确缓解压力来避免肥胖呢 ……… 042

哪些不良饮食习惯会导致肥胖 ……… 043

哪些不良的生活因素可以导致肥胖 …… 045

为什么女性下半身容易发胖 ……… 047

腹部肥胖的"元凶"是什么 ……… 048

节食为什么还是瘦不下来 ……… 049

为什么只吃蔬菜还会胖 ……… 051

为什么天天运动还会胖 ……… 052

如何从面部特征判断出肥胖的原因 …… 053

十大潜在发胖原因是什么 ……… 054

肥胖与性别有关吗 ……… 055

妇女绝经会引起肥胖吗 ……… 056

中医学如何解释肥胖 ……… 056

女性发胖也有心理原因吗 ……… 057

肥胖症的诊断

肥胖的危害 ……… 060

肥胖的发病率怎样 ……… 060

肥胖有哪些异常表现 ……… 061

肥胖可有哪些危害 ……… 062

儿童肥胖发展趋势及危害如何 ……… 065

何谓病态肥胖？有何危害 ……… 066

何谓非酒精性脂肪性肝病？与肥胖的

　关系及危害是什么 ……… 066

肥胖有哪些心血管危害 ……… 069

肥胖与肿瘤有何联系 ……… 071

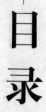

专家诊治 肥胖症

ZHUANJIA ZHENZHI FEIPANGZHENG

目录

肥胖的诊断标准 ·················· 074

肥胖的判别方法有哪些 ············ 074

目前肥胖的诊断标准有哪些 ·········· 076

儿童肥胖的诊断与成人的标准一样吗

················· 078

什么叫腹型肥胖 ················ 079

腹型肥胖的指标与检查方法有哪些 ··· 080

腹型肥胖的判定标准是什么 ········· 081

什么叫高三酰甘油血症腰 ·········· 081

"新三围"指哪些 ················ 081

肥胖的分类 ···················· 082

什么叫继发性肥胖 ··············· 082

继发性肥胖如何诊断 ············· 083

什么叫单纯性肥胖 ··············· 083

单纯性肥胖如何诊断 ············· 084

单纯性肥胖常见体型有哪些 ········· 084

什么是体质性肥胖 ··············· 085

什么是获得性肥胖 ··············· 086

肥胖症的治疗

肥胖的治疗主要包括哪些方面 ········ 088

肥胖的饮食营养治疗原则是什么 ······ 088

饮食治疗主要包括哪些方面 ········· 089

如何合理控制热量 ··············· 089

饮食治疗时如何限制脂肪摄入量及摄入

种类 ····················· 090

生酮高脂肪低碳水化合物饮食是否真的

专家诊治

肥胖症

ZHUANJIA ZHENZHI FEIPANGZHENG

目录

有益 …………………………………… 090

如何限制糖类摄入 …………………… 091

蛋白质是否摄入越多越好 …………… 091

饮食治疗有哪些需要注意的方面 …… 092

住院的成年肥胖患者如何控制热量摄入

…………………………………………… 092

非住院肥胖患者如何控制热量摄入 …… 096

改变热量吸收状态的常用方法有哪些

…………………………………………… 097

目前认为最好的饮食治疗方案是什么

…………………………………………… 097

如何改变摄食行为 …………………… 098

如何预防肥胖 ………………………… 098

常用减肥食物有哪些 ………………… 099

肥胖者为什么要进行运动治疗，运动

治疗有哪些好处 …………………… 100

运动结合少量限制热量饮食具有哪些

好处 ………………………………… 100

如何确定减轻体重的运动量 ………… 101

如何选择合适的运动方式和内容 …… 101

减肥药主要包括哪些种类 …………… 102

影响中枢儿茶酚胺类的药物为什么可以

减轻体重 …………………………… 103

影响中枢5-羟色胺类的药物为什么

可以减轻体重 ……………………… 104

同时影响儿茶酚胺和5-羟色胺类的

药物为什么可以减轻体重 ………… 104

中枢兴奋性减肥药为什么可以减轻

目录

体重 ……………………………………… 105

β₃肾上腺素能受体激动剂的减肥机制是

什么 …………………………………… 105

甲状腺激素减轻体重的机制是什么 …… 106

同化激素类药物减轻体重的机制是什么

………………………………………… 106

生长激素减轻体重的机制是什么 ……… 107

胰岛素样生长因子–1减轻体重的机制是

什么 …………………………………… 107

脂肪酶抑制剂的减肥机制是什么 ……… 108

葡萄糖苷酶抑制剂能减轻体重吗 ……… 108

有哪些影响肠道吸收的药物可以减轻

体重吗 ………………………………… 108

双胍类药物的减肥机制是什么 ………… 109

噻唑烷二酮类药物能减轻体重吗 ……… 109

什么是肉毒碱 …………………………… 110

常用的中药减肥药有哪些 ……………… 110

减肥药物的应用原则是什么 …………… 111

什么是神经性贪食和暴食症 …………… 114

什么是神经性厌食 ……………………… 114

肥胖可导致的最常见的心理障碍是什么

………………………………………… 114

抑郁症与肥胖有何关系 ………………… 115

肥胖的外科治疗主要包括哪两个方面

………………………………………… 115

哪些患者可以考虑外科治疗 …………… 115

什么是病态肥胖 ………………………… 116

病态肥胖如何选择手术方式 …………… 117

如何评价胃成形术 …………… *117*

如何评价胃旁路术 …………… *118*

胃成形术与胃旁路术各有哪些优缺点

………………………………… *118*

还有哪些手术可用于病态肥胖的治疗

………………………………… *119*

外科手术减肥的手术禁忌证有哪些 …… *120*

什么是局部祛脂术 …………… *120*

如何评价脂肪抽吸术 …………… *121*

如何评价超声脂肪抽吸术 …………… *121*

如何评价皮肤脂肪切除术 …………… *122*

特殊人群的肥胖及处理

儿童单纯性肥胖症及小儿肥胖症的综合

治疗 …………… *124*

什么是儿童单纯性肥胖症 …………… *124*

儿童单纯性肥胖的发病率有多少 …… *125*

什么原因引起儿童肥胖 …………… *125*

儿童单纯性肥胖有什么特征 …………… *127*

儿童单纯性肥胖会引起什么危害 …… *127*

诊断儿童肥胖需做哪些检查 …………… *130*

怎么预防儿童肥胖 …………… *130*

发生了儿童单纯性肥胖后怎么办 …… *131*

妊娠期肥胖 …………… *134*

妊娠对妇女的体重有什么影响 …… *134*

妊娠期体重如何变化 …………… *134*

妊娠期肥胖会引起产后肥胖吗 ………… 135

妊娠期肥胖为什么会引起产后肥胖 …… 135

怎样在妊娠期预防产后肥胖 ………… 136

中年肥胖 ……………………………… 138

什么原因导致了中年肥胖 …………… 138

中年人如何减肥 ……………………… 139

中年肥胖有什么危害 ………………… 139

女性肥胖 ……………………………… 139

女性对肥胖的错误认识 ……………… 139

女性如何科学、正确减肥 …………… 140

老年肥胖 ……………………………… 141

老年人肥胖有什么危害 ……………… 141

老年人如何减肥 ……………………… 141

继发性肥胖

什么是继发性肥胖 …………………… 144

什么是下丘脑综合征及下丘脑综合征

　所致的肥胖 ………………………… 144

什么是垂体前叶功能减退症 ………… 145

什么是垂体前叶功能减退症所致的肥胖

　…………………………………………… 145

什么是甲状腺功能减退症 …………… 146

甲状腺功能减退症所致的肥胖有什么

　表现 ………………………………… 147

什么是皮质醇增多症及肥胖 …………… *147*

如何鉴别单纯性肥胖症与皮质醇增多症

   引起的肥胖 …………………………… *148*

什么是更年期综合征 …………………… *149*

更年期综合征为什么可引起肥胖 ……… *149*

什么是多囊卵巢综合征 ………………… *149*

什么是多囊卵巢综合征所致的肥胖 …… *151*

什么是胰岛素瘤及肥胖 ………………… *151*

什么是遗传相关的肥胖综合征 ………… *152*

什么是呼吸暂停综合征与肥胖 ………… *152*

哮喘与肾病儿童与肥胖有什么关系 …… *153*

精神性疾病与肥胖发生存在什么关系

   ………………………………………… *154*

什么是药物引起的继发性肥胖 ………… *154*

如何防治药物引起的继发性肥胖 ……… *155*

肥胖的并发症

肥胖的常见并发症有哪些 ……………… *157*

什么是睡眠呼吸暂停综合征 …………… *159*

为什么肥胖患者常合并有睡眠呼吸暂停

   综合征 ………………………………… *159*

睡眠呼吸暂停综合征常见的临床表现是

   什么 …………………………………… *160*

睡眠呼吸暂停综合征的危害是什么 …… *161*

肥胖合并睡眠呼吸暂停综合征的治疗

   措施有哪些 …………………………… *162*

什么是高脂血症 ………………………… *162*

专家诊治 肥胖症

ZHUANJIA ZHENZHI FEIPANGZHENG

目录

肥胖为什么容易导致高脂血症的发生

……………………………………… 163

如何对肥胖合并高脂血症的患者进行

非药物干预 ……………………… 163

如何对肥胖合并高脂血症的患者进行

药物治疗 ………………………… 164

为什么肥胖的人容易得胆结石 ……… 164

肥胖和冠心病之间是否存在相关性 …… 165

为什么肥胖患者常并发冠心病 ……… 165

肥胖合并冠心病患者应如何进行早期

干预 ……………………………… 166

肥胖和高血压之间是否存在相关性 …… 166

如何对肥胖的高血压患者进行早期干预

…………………………………… 167

肥胖患者为什么容易得糖尿病 ……… 168

如何对肥胖的 2 型糖尿病患者进行早期

干预 ……………………………… 169

什么是黑棘皮病 ………………… 170

如何对假性黑棘皮病进行临床干预 …… 171

为什么肥胖的人易患非酒精性脂肪肝

…………………………………… 172

肥胖者如何防治非酒精性脂肪肝 …… 173

肥胖的人容易患痛风吗 ………… 176

如何对肥胖的痛风患者进行非药物

干预 ……………………………… 177

为什么肥胖女性易出现月经不调和

不孕 ……………………………… 177

什么是多囊卵巢综合征？如何早期

干预 …………………………………… 178

肥胖可能对男性性功能产生什么样的

影响 ………………………………… 178

为什么肥胖男性易出现性功能障碍 …… 178

如何对肥胖男性合并性功能障碍者进行

早期干预 …………………………… 179

为什么肥胖患者易出现骨关节炎 ……… 179

如何对肥胖的骨关节炎患者进行早期

干预 ………………………………… 180

为什么肥胖者容易发生褥疮 ………… 180

肥胖患者如何防治褥疮 ……………… 181

挂号费丛书·升级版总书目

人体的*能量平衡*
与
脂肪代谢

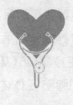

姓名 Name _____ 性别 Sex _____ 年龄 Age _____

住址 Address _____

电话 Tel _____

住院号 Hospitalization Number _____

X 光号 X-ray Number _____

CT 或 MRI 号 CT or MRI Number _____

药物过敏史 History of Drug Allergy _____

什么是脂肪组织

每个正常成年人体内都有一定含量的脂肪组织。虽然现在很多人谈"脂"色变，但脂肪组织在人类的生长发育和日常生活及能量代谢的调节中起着非常重要的作用。脂肪是身体能量储存和保持能量平衡的主要"仓库"，我们日常摄入的营养成分包括糖类(碳水化合物)(如米、面)、蛋白质(如蛋白)、脂肪(如食油)及维生素和微量元素，糖类、蛋白质和脂肪在体内可以相互转化，并主要以脂肪的形式储存。

脂肪也是一个复杂的组织，它既可以为机体存储能量，也可以分泌很多细胞因子，作用于不同的器官，发挥着重要的功能。所以脂肪组织不仅是能量储存器官，也是一个可以分泌产生多种激素和细胞因子的内分泌器官，是人体必不可少的组成成分，体内脂肪组织过多或者过少都会导致内分泌代谢疾病的发生。

脂肪是怎样形成的

脂肪组织在不同阶段的生长发育有两种方式：① 增生性生长：即脂肪细胞数目增多；② 肥大性生长：即脂肪细胞体积增大和存储脂肪的功能增强。这两种生长方式都会导致脂肪含量的增加，导致人变肥胖。在人的青春期前，如果一个小孩变胖，他体内的脂肪组织如果放在显微镜下看，不仅有脂肪细胞总数的增多，也有脂肪细胞体积的增大。但青春期后，体内总脂肪细胞的细胞数目稳定不变，若一个青年人摄入营养过多，则出现脂肪细胞体积变大，但脂肪细胞的数量不会有变化。

近年来科学家发现,脂肪细胞总数的增加在人的一生中只有 3 个阶段:第一阶段是胎儿期,相当于在妊娠 30 周至出生前;第二阶段乳儿期,相当于出生后到 1 岁末。在这两个时间段内,由于小孩生长发育迅速,体内的脂肪细胞总数增长得也很快。现在生活条件好了,很多孕妇孕期"营养过剩",这部分多余的营养不仅会给孕母带来很多疾病风险,比如妊娠糖尿病,也加大了婴儿日后变成"小胖子"的概率。这是因为母体或者婴儿营养过剩后,正好赶上了人体在 1 岁前的两个脂肪细胞数量增长的"高峰",其结果是营养过剩婴儿体内的脂肪细胞数量可能比正常婴儿要多;第三阶段是青春期。但这个时期脂肪细胞增长潜力不如以上两期。因此,防止肥胖应该从小做起。

什么是白色脂肪组织和棕色脂肪组织

脂肪组织分为两类:白色脂肪组织和棕色脂肪组织。成人几乎所有的脂肪组织都是白色脂肪组织,它是人体主要能量储存的"仓库";而棕色脂肪组织的主要作用是产生热量,以往认为,棕色脂肪组织仅存在于婴幼儿体中。但现在发现成人中也存在一定的棕色脂肪,在人体内起着特定的作用。

白色脂肪组织是一种特殊的疏松结缔组织,组织中有成簇的脂肪细胞。在一个白色脂肪细胞内,90% 的细胞体积被脂滴占据。把细胞质挤到细胞的边缘,形成一个"圆环"样细胞质;并且细胞核也被挤扁、挤平,形成一个"半月"形的细胞核,只占细胞体积的 2%～3%。一层薄薄的膜把脂滴和细胞质分开来。细胞质内的细胞器比较少。脂肪细胞中心的脂滴 95% 的成分都是三酰甘油 (甘油三酯), 也包含一些游离脂肪酸、磷脂和胆固醇。

每个白色脂肪细胞的大小不同, 不同人种、不同性别和不同地理环境下, 脂肪细胞可以小至 20 μm, 大至 200 μm。为了储存足够的脂质, 脂肪细胞的体积最多能增加 1 000 倍, 达到 1~3 nl。这种巨型脂肪细胞是在病态肥胖患者大网膜 (腹部覆盖于大肠和小肠上的脂肪垫) 上分离出的。在正常体重的成人中, 白色脂肪组织占据 15%～20% 的体重, 它储存的三酰甘油 (甘油三酯) 能释放每千克体重 29 288 kJ(7 000 kcal) 的热量。

棕色脂肪组织是一种特殊的脂肪组织。无论是结构上, 还是在功能方面都与白色脂肪组织有很大不同。棕色脂肪组织外观上呈现棕色, 而且棕色脂肪细胞比起白色脂肪细胞小一些, 直径为 15～60 μm。棕色脂肪细胞比起白色脂肪细胞有更大的卵圆形细胞核, 细胞质内散在分布很多小脂滴, 不像白色脂肪细胞质中通常只有一个大脂滴。棕色脂肪细胞中细胞质在整个细胞体积中的百分比比白色脂肪细胞大, 细胞质中有大量的线粒体。

棕色脂肪组织存在于婴儿的纵隔内、大血管旁、肾脏周围等部位。出生时, 棕色脂肪占 150～250 g(2%～5% 的体重)。棕色脂肪组织会于出生后的几个月内逐渐消失, 那些肉眼可见的棕色脂肪组织会于出生后 1～2 年内完全消失。在成人中, 只有零星的、一个个的棕色脂肪细胞散布在白色脂肪组织中, 但机体在特殊条件下可以产生棕色脂肪组织。女性、居住于寒冷地区的人群以及运动较多的人群含有较多的棕色脂肪, 冬泳的方式可诱导出一定的棕色脂肪, 这可能是因为人体在寒冷的水中需要保存体温。

棕色脂肪组织的作用是产生热量。棕色脂肪组织代谢率非常高。在哺乳动物新生幼崽、冬眠动物和啮齿类动物中，棕色脂肪组织不仅在寒冷的环境中用来维持体温稳定，当它们进食过多时，棕色脂肪组织也可以将进食过多而多摄入体内的这部分能量，直接转化为热量，从皮肤表面散发。这给予了我们治疗肥胖患者的新思路：也许可以通过棕色脂肪组织，将多摄入体内的能量转变为热量消耗掉，而不是转化为脂肪储存在体内，从而控制体内脂肪的含量。

人体内脂肪是如何分布的？脂肪的总含量有多少

人体内的脂肪，可以被分为皮下脂肪和内脏脂肪。皮下脂肪是皮肤和肌肉之间的一层脂肪，占据人体脂肪总量的80%。包括颈部、背部、腰部、腹部、腹股沟、乳房等部位的脂肪；内脏脂肪是内脏表面的脂肪，占据人体脂肪总量的20%。包括胸内、腹腔骨盆内（大网膜内、肠系膜内等）、腹膜外、盆腔内等区域的脂肪。

脂肪可能是人体中最大的组织之一，每个人体内脂肪总量不同。在一个正常男性体内，脂肪约占体重的10%～20%。正常女性体内含有脂肪的比例比男性高一些，约占体重的20%～30%。而在优秀的运动员中，脂肪含量更少，可能只占体重的百分之几；而病态肥胖的患者脂肪的总量可以占体重50%以上。孕妇会额外增加体脂，不仅为了保证胎儿的正常发育，也是为产后哺乳做准备。

在人类中，不同部位的脂肪沉积与人群性别、年龄和种族的不同有关。正常情况下，皮下、网膜系膜、肾脏周围及骨髓等处有大量的脂肪沉积。新生儿及幼儿脂肪组织均匀分布于皮肤下层。随着年龄增长，脂肪在体内的分布也会出现相应变化。儿童进入青春期后,在激素的作用下,脂肪在体内的某些区域增厚,反映出男女体型上的不同特征:成年女性脂肪分布的特征是脂肪在臀部、大腿以及乳房等部位较多,所以女性往往呈"梨形"身材;而在成年男性表现为颈部、上臂、三角肌、肱三头肌以及腰骶部位比较多,故男性往往呈"苹果"身材。但在深部区域的一些脂肪组织,如大网膜、肠系膜、腹膜后的脂肪组织,则无明显性别差异。如机体需要时,这些部位的脂肪也会被氧化供能。

在大关节区、眼眶、手掌、足掌处也分布有脂肪组织,这些脂肪组织主要起支持保护作用,一般情况下不被动用作为机体供能,仅在长期禁食时才有减少。年纪较老,营养过剩,缺乏运动的人群更容易肥胖。腹部脂肪多的人群往往有更高的心血管事件(如心肌梗死)的发生率,所以沉积在腹部的脂肪比沉积在大腿、臀部的脂肪更为危险。

什么是异位脂肪分布? 它有什么危害吗

不同种族人群体内脂肪的含量和分布也有所不同,所以不同种族肥胖人群心血管事件发生率也有所不同。同样体质指数(BMI)的亚洲人和高加索人相比,亚洲人体内总脂肪含量更多。这可能解释了为什么亚洲人更容易得肥胖相关性2型糖尿病。

我们先来明确一个概念,什么是代谢综合征?代谢综合征是一组复杂的代谢紊乱症候群,是导致糖尿病、心脑血管疾病的危险因素,其基础可能是胰岛素抵抗(胰岛素抵抗是指正常剂量的胰岛素产生低于正常生物学效应的一种状态。目前认为,胰岛素抵抗不仅是2型糖尿病的发病基础,更是许多代谢性疾病的生理基础）。代谢综合征目前已成为心内科和糖尿病医师共同关注的热点。

当体重增加时，体内脂肪分布区都会有不同程度的扩大，包括腹部的内脏脂肪也增多明显。内脏脂肪过多是造成向心性肥胖的"元凶"，也是导致代谢综合征各组分的重要原因。

内脏脂肪较易脂解，其释放出的游离脂肪酸进入肝脏，降低胰岛素清除率，导致体内胰岛素增多。胰岛素增多可以增加脂质合成。而增加的游离脂肪酸也可以导致肝脏胰岛素抵抗，引起空腹血糖升高。长此以往，为 2 型糖尿病的发生、发展提供了基础。

内脏脂肪的含量可以由腰围测量。腰围大的患者往往内脏脂肪含量较多。这类患者易患 2 型糖尿病、高脂血症和心血管疾病。内脏脂肪含量异常的患者容易有血脂升高，三酰甘油（甘油三酯）很容易在肥胖个体的肝脏、骨骼肌和心肌中沉积。三酰甘油沉积在动脉壁可以导致动脉粥样硬化斑块形成，这些都与心血管疾病发生率的升高有关。

脂肪组织有什么功能

脂肪组织有多种功能。

首先，脂肪对机体有重要的保护作用。体内重要器官的周围都有脂肪包裹，如在腹腔内肾脏、肝脏和肠道周围有大量的脂肪（肾周脂肪和网膜脂肪），这样一旦遇到外力冲击，这些脂肪可以起到缓冲的作用，保护内脏不轻易受到伤害。在皮下和骨骼肌纤维之间，也存在皮下脂肪和肌间脂肪，起到保温和缓冲保护作用。

脂肪最主要的作用是以三酰甘油（甘油三酯）的形式储

存能量,并且以游离脂肪酸的形式向其他组织提供能量。

人体三大能量来源是糖原、脂肪和蛋白质。糖原是人体糖类的主要储存形式。人体总糖原储备,大约 500 g,分布在肝脏和骨骼肌中,大致相当于一天的基本能量储备。肝糖原在人处于饥饿状态 24 小时后会被消耗干净。人体中的蛋白质,除非人体处于较长时间的饥饿状态后,才会大规模被动用,向机体供应能量。

白色脂肪组织中的三酰甘油是机体长期储存能量的主要方式。饥饿状态下,人体主要从白色脂肪组织获得能量来源。脂肪的能量储存非常高效:1 kg 脂肪中仅含有 100 g 水,但却有 800 g 三酰甘油,这样就相当于储存 29 288 kJ(7 000 kcal)能量。一个平均身高、体型中等的人体内大约含有 15 kg 脂肪,这些脂肪可以提供人体在完全饥饿状态下 50～60 天的能量供应。肥胖的人群,得益于他们体内较多的脂肪储存,可以在饥荒环境下存活得更久,甚至长达 120 天以上。这点说明在不容易获得食物的饥荒环境下,体内脂肪储存总量是决定一个人是否能生存下来的关键因素。体内脂肪含量越高,在饥荒年代生存的概率越大。由于古时生产力的限制,人类生存和发展的历史就是一部与饥荒抗争的历史。如果一个人的合成代谢能力较强(将过剩的能量转变为三酰甘油,储存在脂肪细胞中的能力较强),这样的人更容易挺过饥荒,存活并繁殖后代。这种在人类进化历程中被筛选,并被强化的"节约基因"是荒年生存的关键。而在食物供应充足的年代里,人们不缺少食物,这种基因能促进多摄入的能量转换为三酰甘油,储存在脂肪细胞内,导致肥胖,从而导致一些肥胖相关疾病的发生、发展。所以,事物往往有两面性。

脂肪是如何在体内储存的

脂肪沉积（脂肪生成）和脂肪动员（脂解）的过程都是脂肪细胞的关键作用。这两种过程都由神经和内分泌双重调节，使人体脂肪在被消耗和被合成的过程中保持一个相对的稳态。人的体重保持相对稳定。

在人体中几乎所有储存在脂肪细胞中的三酰甘油来源于从血液中摄取的游离脂肪酸。这些脂肪酸来自结合在血浆白蛋白上的游离脂肪酸，或血液循环三酰甘油被水解后产生的游离脂肪酸。所以循环的三酰甘油有两个来源：低密度脂蛋白所携带的三酰甘油，或者进食后由摄入脂肪形成的乳糜微粒所包含的三酰甘油，就是我们常说的油脂。要搞清楚脂肪如何在体内储存，我们先来了解一下脂肪如何被消化吸收。

食物脂肪是如何被消化吸收的

食物中脂肪的消化主要依靠消化道的脂肪酶，这种脂肪酶可以加快脂肪消化吸收的速度，是一种生物催化剂。脂类经脂肪酶作用，在小肠内被消化。脂类的消化产物主要是一酰甘油（甘油一酯）及脂肪酸，主要在十二指肠下段和空肠上段被吸收。脂肪酸及一酰甘油（甘油一酯）通过门静脉进入血液循环，被机体摄取利用。

血中的三酰甘油是怎样被清除，继而转化为脂肪的

脂蛋白脂酶是一种控制血中三酰甘油含量的酶。在白

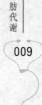

色脂肪组织中,当体内含有一定水平且可被利用的胰岛素时,脂蛋白脂酶的分泌增加。脂蛋白脂酶可以降低体内的循环三酰甘油含量,然后将这部分三酰甘油储存在脂肪细胞中,作为机体的能量储备储存起来。

糖类是如何转化为脂肪的

糖类(碳水化合物)是我们日常食物的主要来源,但碳水化合物进食过多可以导致肥胖。葡萄糖代谢后可产生游离脂肪酸。在人体处于饥饿状态的时候,相当一部分游离脂肪酸又被酯化,重新成为三酰甘油(三酰甘油是由三分子脂肪酸与一分子甘油结合而成的)。这部分游离脂肪酸处在被解离和被重新合成的平衡中。

脂肪组织中的三酰甘油合成是由胰岛素介导促进的。胰岛素可以增强脂肪细胞对游离脂肪酸的摄取,从而促成了脂肪生成。同时,胰岛素也可以阻止脂肪组织被分解。

所以脂肪细胞中三酰甘油的储存过程是完全的合成代谢。当人体存在高胰岛素血症和胰岛素抵抗时,体内胰岛素含量相对增多,导致脂肪合成增加,并且脂肪组织的增加表现为异常的脂肪沉积。如果脂肪更多沉积在躯干部位,则表现为向心性肥胖;如果沉积在内脏中,则表现为非酒精性脂肪肝等。这时,机体将处在一个比较危险的状态,这样的人群患糖耐量异常和糖尿病的风险很高。

身体内的脂肪是如何被利用的

当机体其他组织需要时,脂肪组织会释放出储存在其中的能量。体内储存的三酰甘油（甘油三酯）被水解，游离脂肪酸从脂肪细胞中被释放入血液中，在血浆中游离脂肪酸和白蛋白结合，并且在循环的过程中被机体的其他组织摄取利用。

脂肪分解的过程在人体是非常有规律的，并且受到中枢神经与内分泌的双重精密调节。人体正常状态下可以根据机体营养状况和生理状态，决定脂肪酸更多地储存进脂肪组织中，还是进入循环系统中以供机体使用，以此来达到能量平衡和维持体重的目的。

当人处在病理条件下时，如内分泌改变、脂肪细胞或脂肪组织受到外界因素影响，丧失了正常的调控机制，就会出现病态的肥胖、消瘦或异常的脂肪分布：如甲状腺功能亢进症和1型糖尿病患者的消瘦，女性多囊卵巢综合征、黑棘皮病、小儿激素分泌异常引起的肥胖等。这些疾病都与脂肪组织及脂肪细胞功能受损有关。

什么是脂肪细胞因子？它们有哪些作用

脂肪细胞因子是一类由脂肪细胞分泌到外周循环的细胞因子，比如瘦素、脂联素和抵抗素等。脂肪组织除了其主要的产生的代谢产物——甘油和游离脂肪酸之外，能产生并释放相当一部分特殊的细胞因子。有些细胞因子只对附近细胞起作用，这种效应被称为"旁分泌"作用，而通过"内分泌"途径，细胞因子可以通过血流到达较远的组织和器官，对远处的组织有作用。这些细胞因子可能影响机体胰岛素敏感性，血糖稳定程度和心血管功能。

下面让我们谈谈几种重要的脂肪细胞因子。

什么是瘦素

瘦素是肥胖(Ob)基因的编码产物,是一种人体内调节多种内分泌的重要的生理调节因子。瘦素是由白色脂肪组织分泌的蛋白质,皮下脂肪为瘦素产生的主要部位。瘦素分泌后进入血循环。瘦素能进入中枢神经系统,调节机体能量代谢。

下丘脑—垂体—肾上腺轴在调节机体内分泌有着非常重要的作用。瘦素是一种饱食因子,参与了能量平衡的调节。通过影响下丘脑—垂体—肾上腺轴,调节许多激素的形成,并对胰岛素、类固醇激素的分泌也有调节作用。它还能够激活交感神经系统,参与血压调节及机体内环境稳定,影响血管、大脑及骨的形成。瘦素能降低人类进食量,减低体重。瘦素也有防止三酰甘油(甘油三酯)沉积在脂肪组织、骨骼肌、肝脏中的作用,并且能导致胰岛素敏感性增强,降低糖尿病的发生率。

体质指数(BMI值)是用体重数(kg)除以身高数平方(m²)得出的数字,是目前国际上常用的衡量人体胖瘦程度以及是否健康的一个标准。当我们需要比较及分析不同身高的人群中,体重对于他们健康的影响时,BMI值是一个中立而可靠的指标。血浆瘦素水平和体质指数及体内脂肪总量同步升高。所以肥胖个体中瘦素水平高于消瘦个体。但肥胖患者常常不会出现预期的血浆高瘦素水平,提示肥胖可能会削弱瘦素的作用。

如果给予肥胖患者瘦素治疗,脂肪萎缩的患者可以减低食欲,清除肝脏和骨骼肌中沉积的三酰甘油。瘦素和脂联素都有增加胰岛素敏感作用,降低"脂毒性"对机体的危害。

当出于某种原因人体不能利用瘦素时，会导致食欲增加、早发性肥胖和2型糖尿病，及其并发的胰岛素抵抗。在先天性瘦素缺乏的患者中可以出现严重肥胖，这证明了瘦素在人体内是能量平衡的一种重要调节剂。此外，用外源性瘦素治疗这些患者，可以治疗肥胖，解决与肥胖相关的糖尿病和性腺功能降低。但相反的是，在很多肥胖患者中，因为肥胖体内瘦素水平有相应的升高，这些患者对于外源性瘦素替代治疗不敏感。

人体内瘦素水平与心血管疾病风险相关。腹部脂肪表达并分泌高水平的瘦素，可刺激交感神经系统，从而增加心率、增加外周阻力和升高血压。瘦素也参与了肥胖对左心室心肌及睡眠呼吸暂停的不利影响，后者也同样与高血压、心血管疾病及死亡相关。但生理水平的瘦素是直接的内皮细胞依赖的血管舒张剂。有研究提示，肥胖患者的瘦素抵抗，减弱了瘦素本身潜在降压作用，并可能增加外周阻力。

瘦素也具有抑制肝糖产生，减低肝胰岛素抵抗的作用。

当感染和炎症发生时，血浆瘦素浓度急剧升高；在类风湿关节炎及骨关节炎中，瘦素主要由关节部位的软骨细胞产生，它与其他促炎因子协同作用，对关节软骨造成严重破坏。目前对于瘦素具体促炎机制尚不清楚，但瘦素可以促进炎症反应的发生。

除了上述代谢促炎作用外，瘦素还有调控性发育与生殖的作用。瘦素高峰出现预告青春期即将来临，也是月经初潮及月经周期建立的重要前提，所以瘦素被认为是调节人类生长发育、代谢、能量平衡的一种很重要的内分泌代谢因子，目前在临床得到了广泛的研究，并一度被认为是减轻体重的重要药物靶点之一。

脂肪组织与性激素有什么关系

脂肪组织能够调节性激素及糖皮质激素的代谢,其中胶原细胞参与了类固醇激素的转换。比如把雄烯二酮转变为睾酮、雌酮转变为雌二醇、雄激素转变为雌激素等(雌激素除了在卵巢和肾上腺产生外,脂肪细胞也为重要的产生场所。脂肪组织被称为制造雌激素的"大工厂")。局部性激素的含量是决定脂肪分布的重要因素。雌激素可以刺激乳腺及皮下组织的脂肪生成,雄激素能促进中心性肥胖的形成。而中心性肥胖与胰岛素抵抗、2 型糖尿病、脂代谢紊乱、高血压、冠心病密切相关。所以在女性,足够的脂肪组织是保持女性特征、维持女性生理周期的必要条件,而在男性如果脂肪组织过度沉积,就会丧失男性的功能与特性。因此,脂肪组织不是人体可有可无的组织,它有着其他组织不可替代的作用。

什么是抵抗素

抵抗素由白色脂肪组织分泌,是一种影响糖代谢,对抗胰岛素的激素。所以,抵抗素被认为是联系肥胖与糖尿病的一种激素。

抵抗素可作用于脂肪、骨骼肌和肝细胞,减弱这些细胞对胰岛素的敏感性;许多研究证明,不同人群中抵抗素的浓度存在显著的差别,糖尿病患者群中抵抗素水平最高。抵抗素对动脉粥样硬化斑块形成也有作用。

抵抗素在腹部脂肪的表达增高。抵抗素的形成和分泌可以被抗糖尿病药物噻唑烷二酮类（TZDs）显著抑制,解释了 TZDs 类药物治疗糖尿病的原理。肥胖个体中脂肪组织分泌抵抗素增高也是肥胖导致胰岛素抵抗和 2 型糖尿病的发病机制之一。

什么是肿瘤坏死因子 α

　　肿瘤坏死因子 α(TNF－α)是一种多效应的细胞因子,主要来源于白细胞,也可以由脂肪细胞分泌。肥胖患者脂肪组织过度表达 TNF－α,其与肥胖相关的胰岛素抵抗和炎症的发生相关。TNF－α 可促进胰岛素抵抗,介导游离脂肪酸升高。TNF－α 也可以通过促进脂肪动员,使脂肪组织储存脂肪酸减少,使游离脂肪酸升高。而游离脂肪酸的升高可以增加 TNF－α 的表达,形成恶性循环。最终导致脂肪在肝脏中沉积。临床研究发现,几乎所有的非酒精性脂肪肝患者均存在胰岛素抵抗,而 TNF－α 参与肥胖相关的胰岛素抵抗,肥胖者机体过度地表达 TNF－α,并与胰岛素抵抗的程度呈正相关。TNF－α 也可刺激其他升糖激素如胰升糖素、可的松、儿茶酚胺、生长激素的分泌,最终影响胰岛素的作用。肥胖患者体内过高浓度的 TNF－α 可能会导致心血管事件的发生率和死亡率上升。在肥胖患者体内,血浆高 TNF－α 浓度与胰岛素抵抗、内皮细胞功能受损、高 C 反应蛋白浓度有关。这些都可以促进血管壁慢性炎症,促进动脉粥样硬化斑块形成。

什么是 C 反应蛋白

　　C 反应蛋白(CRP)是机体受到各种损伤或炎性刺激后

肝脏产生的一种急性时相蛋白。肝脏是 CRP 合成的主要来源。而脂肪组织是 CRP 的潜在来源。脂肪组织不产生 CRP，但由脂肪细胞所分泌的 TNF - α、IL - 6（白细胞介素-6）可以刺激肝脏合成 CRP。CRP 不仅是预测心血管疾病的标志物，而且是预测 2 型糖尿病独立的危险因子。

研究发现，CRP 是独立预测糖尿病的重要细胞因子。在已确诊糖尿病的患者中，CRP 水平明显升高。CRP 水平与糖耐量受损的程度呈正相关，给予降糖治疗后，CRP 水平下降。2 型糖尿病患者血清 CRP 水平虽显著升高但仍然低于急性炎症状态下的水平，血清 CRP 水平与糖尿病病程、空腹血糖水平、胰岛素抵抗呈正相关。

CRP 还能减少一氧化氮的产生，而一氧化氮是一种舒血管因子。CRP 能通过调节内皮功能直接参与动脉粥样硬化的过程，大规模临床研究表明血浆 CRP 水平升高是心血管事件的独立预测指标之一。

什么是内脏脂肪素

内脏脂肪素是一种脂肪细胞因子，其具有很好的类胰岛素活性，能够降低血糖，因其主要在内脏脂肪而非皮下脂肪表达，故命名为内脏脂肪素。

内脏脂肪素主要在人腹部内脏脂肪中表达，随着肥胖的发生，内脏脂肪素血浆浓度升高。血浆内脏脂肪素浓度与人内脏脂肪的数量有很强的相关性，但与皮下脂肪关系不大。内脏脂肪素具有类胰岛素样作用和降低血糖的生理功能。与胰岛素不同的是，血浆内脏脂肪素水平在空腹及餐后无明显变化，因此，生理状况下内脏脂肪素在降血糖方面所起的作用不大。

临床研究发现，2型糖尿病患者血浆内脏脂肪素水平升高，而且是2型糖尿病独立的相关因子，提示内脏脂肪素可能在2型糖尿病的发病机制中发挥作用。

什么是血管紧张素原

血管紧张素原是由脂肪细胞分泌产生，是促动脉粥样硬化的主要血管收缩因子——血管紧张素（angiotensin, Ang）Ⅱ的前体。Ang Ⅱ不仅能收缩血管，还促使一氧化氮（NO）形成游离氧自由基，从而减少NO利用度，导致不可逆的血管损伤。肥胖症患者脂肪组织分泌的血管紧张素原增加，与血管硬化及高血压并发症有关，后两者均与血管内皮功能障碍有关。

脂肪组织分泌的细胞因子还有很多，在这里不一一详述。这些细胞因子和生物活性物质，不仅调控体内能量平衡，而且参与炎症、凝血、纤溶、胰岛素抵抗、糖尿病和动脉粥样硬化，甚至一些癌症的发生。目前这个领域的研究进展迅速，新的因子和对已知因子功能的认识还在不断深入。可能还有更多未被发现的脂肪细胞衍生的介质与心血管疾病、胰岛素抵抗以及糖尿病有关，尚有待于更深入的研究。

血浆脂蛋白如何代谢？有什么作用

血浆所含脂类统称为血脂。它的组成复杂，包括：三酰甘油（甘油三酯）、磷脂、胆固醇及其酯，以及游离脂肪酸等。血脂的来源有两：一为外源性，从食物摄取的脂类经过消化吸收进入血液；二是内源性，由肝、脂肪细胞及其他组织合成后释放入血。血脂含量不如血糖恒定，受膳食、年龄、性别、职业及代谢的影响,波动范围较大。

　　血浆中的血脂是靠载脂蛋白作为载体来运输的,我们把装载有三酰甘油和胆固醇的载脂蛋白称为脂蛋白,血浆脂蛋白主要由蛋白质、三酰甘油、磷脂、胆固醇及其酯组成。根据超速离心法,可以将血浆中的脂蛋白根据大小和脂质含量的不同分为4类:乳糜微粒、极低密度脂蛋白(VLDL)、低密度脂蛋白(LDL)和高密度脂蛋白(HDL)。乳糜微粒颗粒最大,含三酰甘油最多,达80%～90%,蛋白质最少,约1%,故密度最小。VLDL含三酰甘油亦多,达50%～70%,但其蛋白质含量(10%左右)高于乳糜微粒,故密度比乳糜微粒大。LDL含胆固醇及胆固醇酯最多,为40%～50%,其蛋白质含量为20%～25%。HDL含蛋白质量最多,约50%,故密度最高,颗粒最小。

　　乳糜微粒是运输外源性三酰甘油和胆固醇的主要形式,VLDL是运输内源性三酰甘油的主要形式。人血浆中LDL是由VLDL转变而来的。它是转运肝合成的内源性胆固醇的主要形式。HDL主要由肝合成,小肠也可以合成部分。HDL主要功能是参与胆固醇的逆向转运,即将肝外组织细胞内的胆固醇,通过血循环到肝,在肝转化为胆汁酸后排出体外。肝脏是机体清除胆固醇的主要器官。

　　血脂高于正常人的上限即为高脂血症。由于血脂在血中以脂蛋白的形式运输,实际上高脂血症也可以认为是高脂蛋白血症。一般成年人空腹血清中总胆固醇超过5.72 mmol/L,三酰甘油超过1.70 mmol/L,可诊断为高脂血症。高脂血症可以分为原发性和继发性两大类。继发性高脂血症是继发于其他疾病如糖尿病、肾病和甲状腺功能减退等。原发性高脂血症是原因不明的高脂血症,已证明有些是遗传缺陷。

三酰甘油如何代谢

三酰甘油（甘油三酯）是机体储存能量的形式。机体摄入糖、脂肪等食物都可以合成脂肪在脂肪组织中储存，以供禁食、饥饿时的能量需要。肝脏、脂肪组织及小肠是合成三酰甘油的主要场所，以肝的合成能力最强。肝细胞能合成脂肪，但不能储存脂肪。三酰甘油在肝内质网合成后，与载脂蛋白 B100 等以及磷脂、胆固醇结合生成极低密度脂蛋白（VLDL），由肝细胞分泌入血而运输至肝外组织。当肝细胞合成的三酰甘油因营养不良、中毒、必需脂肪酸缺乏、胆碱缺乏等原因不能形成 VLDL 分泌入血时，则聚集在肝细胞质中，形成脂肪肝。

脂肪组织可以利用食物脂肪而来的乳糜微粒或 VLDL 中的脂肪酸合成脂肪，更主要以葡萄糖为原料合成脂肪。脂肪细胞可以大量储存脂肪。合成三酰甘油所需的甘油及脂肪酸主要由葡萄糖代谢提供。人及动物即使完全不摄取脂肪，也可以由糖大量合成脂肪。食物脂肪消化后以乳糜微粒形式进入血液循环，运送至脂肪组织或肝，其脂肪酸也可以用来合成脂肪。

储存在脂肪细胞中的脂肪，被脂肪酶逐步水解为游离脂肪酸及甘油并释放入血以供其他组织氧化利用，该过程称为脂肪动员。在脂肪动员中，脂肪细胞内激素敏感性三酰甘油脂肪酶（HSL）起决定性作用。它是脂肪分解的限速酶。

脂解作用使储存在脂肪细胞中的脂肪分解成游离脂肪酸及甘油，然后释放入血。血浆白蛋白具有结合游离脂酸的能力，游离脂肪酸结合在白蛋白上，直接由血液运送至全身各组织,主要由心脏、肝脏、骨骼肌等摄取利用。

什么是酮体

我们经常听到糖尿病的患者会出现酮症酸中毒,饥饿后也会产生酮体,有时会影响到患者的生命。酮体是人体在病理情况下的一种不正常的供能方式,会引起严重的后果和对脏器和血管造成损害,并引起内环境的改变。因此,应尽量避免酮症的发生和尽快纠正。乙酰乙酸、β-羟丁酸及丙酮三者统称酮体。酮体是肝分解氧化时特有的中间代谢物,是肝脏输出能源的一种形式。肝脏是生成酮体的器官,却不能利用酮体;肝外组织不能生成酮体,却可以利用酮体。酮体溶于水,分子小,能通过血脑屏障以及肌肉的毛细血管壁,是肌肉,尤其是脑组织的重要能源。脑组织不能氧化脂肪酸,却能利用酮体。长期饥饿,糖供应不足的时候酮体可以替代葡萄糖成为脑组织及肌肉的主要能量来源。

正常情况下,血中仅含有少量酮体,为 0.03 ～ 0.5 mmol/L。在饥饿、高脂低糖膳食及糖尿病时,脂肪酸动员加强,酮体生成增加。尤其在未控制糖尿病患者,血液酮体的含量可以超出正常情况的数十倍,这时丙酮约占酮体总量的一半。酮体生成超过肝外组织利用的能力,引起血中酮体升高,可导致酮症酸中毒,并随尿排出,引起酮尿。

胆固醇在体内如何分布

我们常说的高脂血症其实可以分为高三酰甘油(甘油三酯)血症和高胆固醇血症,大多数情况下是两者均升高的混合性高脂血症。胆固醇是最早由动物胆石中分离具有羟基的固醇类化合物，故称为胆固醇。人体约含胆固醇140 g，广泛分布于全身各组织中，大约 1/4 分布在脑和神经组织中，约占脑组织的 2%。肝、肾脏、肠等内脏及皮肤，脂肪组织也含有较多的胆固醇，每 100 g 组织含有 200～500 mg，其中以肝脏最多。肾上腺、卵巢等合成类固醇激素的内分泌腺胆固醇含量较高，达 1%～5%。

除了成年动物脑组织和成熟红细胞外，几乎全身各组织都可以合成胆固醇，每天合成 1 g 左右。肝是合成胆固醇的主要场所。体内胆固醇 78%～80% 由肝脏合成，10% 由小肠合成。胆固醇合成主要在细胞质以及内质网中进行。

高胆固醇血症有什么危害

高胆固醇血症对人体有什么危害？在讨论这个问题前，我们要了解一下低密度脂蛋白和高密度脂蛋白。

低密度脂蛋白（LDL）主要携带胆固醇，可用来合成细胞膜和固醇类激素。低密度脂蛋白-胆固醇（LDL－C）也被称为"坏胆固醇"，因为低密度脂蛋白是主要致动脉粥样硬化的微粒，氧化的或被化学修饰的 LDL－C 不能被组织利用和被肝脏清除，就会沉积到动脉管壁上形成斑块，引起动脉粥样硬化。健康人血液循环中 2/3 的 LDL 微粒被肝脏的 LDL 受体清除，如长期摄入高脂肪和高胆固醇的食物就会抑制 LDL 受体的活性，而使 LDL－C 水平升高。

大量的动物和人类试验研究资料均显示 LDL－C 升高可引起冠状动脉粥样硬化，导致冠心病的发生，降低 LDL－C 可降低冠心病的危险。血中总胆固醇的水平一般可反映 LDL－C 的水平。临床试验结果示总胆固醇每减少 1%，可减少 2%～3% 的冠心病事件。

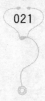

高密度脂蛋白(HDL)主要由小肠和肝分泌,含有较少的胆固醇。刚分泌出的高密度脂蛋白前体摄取更新的细胞膜上的未酯化的胆固醇,将胆固醇酯化而成为成熟的高密度脂蛋白。高密度脂蛋白可将周围组织的胆固醇转送到肝脏而排除,从而使胆固醇不能沉积到动脉管壁上形成斑块,起到了保护心血管的作用。因此称高密度脂蛋白-胆固醇(HDL－C)为"好胆固醇",体内高密度脂蛋白-胆固醇水平越高,则预示身体清除胆固醇的能力越强,患心血管疾病的危险性越小。

胆固醇是人体必需物质,如激素分泌、细胞壁合成的过程都需要胆固醇。我们不需要"谈胆固醇色变",但是需要了解不同胆固醇有不同作用。合理运动,合理膳食,降低体内 LDL,提高 HDL 是控制血脂的要点。

炎症可导致肥胖吗

肥胖是一种慢性低度炎症,与糖尿病、动脉粥样硬化、血栓形成、高胰岛素血症、心血管疾病、脑卒中(中风)等密切相关。肥胖相关性炎症的发生与血清中炎症因子,包括脂肪因子的异常密切相关。肥胖小鼠的脂肪组织中存在局部缺氧和巨噬细胞浸润增加,并且与炎症因子的升高密切相关。肥胖常伴随炎症性免疫蛋白因子的增加,以及具有抗感染、改善胰岛素抵抗作用的生物因子降低,导致胰岛素抵抗和肥胖脂肪组织的巨噬细胞浸润。巨噬细胞和脂肪组织相互作用,导致脂肪功能障碍。代谢综合征的发生、发展和慢性炎症机制密切相关。已有报道用抗血管内皮生长因子抗体可以抑制脂肪组织炎症,改善全身代谢情况及抗感染。

肥胖症

的

病因

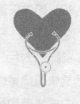

姓名 Name _____ 性别 Sex ____ 年龄 Age ____

住址 Address _____

电话 Tel _____

住院号 Hospitalization Number _____

X-光号 X-ray Number _____

CT 或 MRI 号 CT or MRI Number _____

药物过敏史 History of Drug Allergy _____

肥胖的原因有哪些

导致肥胖的因素有：① 遗传与环境因素；② 物质代谢与内分泌功能的改变；③ 脂肪细胞数目的增多与肥大；④ 神经精神因素；⑤ 生活及饮食习惯；⑥ 药物性肥胖；⑦ 其他原因，如先天遗传性疾病、外伤、理化因素等。

我们生活中有一些容易忽视的发胖原因：

（1）发胖绝对与午餐选择有关。外卖、快餐热量大得惊人。西式快餐热量惊人，一餐吃下的热量比一天所需热量还要多。中式快餐也是营养丰富、热量过多，一般的快餐店为了增加菜的口味和风味，吸引顾客，都会在炒菜时放比较多的油。一份普通的排骨饭热量就有 2 928.8～3 347.2 kJ（700～800 kcal）了。而一碗较油的排骨面热量能达到4. 18 kJ（1 kcal）。

（2）有时太钻牛角尖减肥反而使你发胖。我们减肥时常常会给自己制定以下的计划：每天做 30 次仰卧起坐、把食量减少一半、一定要在 1 个月内减少 5 kg，这样一心一意想要减肥成功，是不是把目标设定得太高了呢？这就是挫败的原因，太钻牛角尖地减肥是失败的根本，只有以轻松心情去实行才是。建议用轻松的心情做体操或按摩才能达到充分的效果，不要勉强自己，其实减肥不是一蹴而就的，须持之以恒方能成功。

（3）睡眠不足可使人发胖。由于生活节奏的加快，人们不断地忙于应付各种亟待解决的问题，久而久之，睡眠的时间就在无形中被慢慢地剥夺了。长期睡眠不足，可以影响人体生物钟的进食循环，也会降低血液中瘦素的含量。这种蛋白有抑制食欲的作用，同时也影响大脑对身体是否已经有足够食物的判断。人在睡着的时候，即便肚子饿了，也不会马上起来去吃东西。但是熬夜的时候，则肚子更容易感到饥饿，在不知不觉中就吃进了多余的热量。

糖类为什么会导致肥胖

吃油太多会引起肥胖，但我们进食的碳水化合物，也就是我们常说的糖类，不含脂肪为什么也会导致肥胖呢？这是因为过量摄入的碳水化合物在体内很容易会转化为脂肪而储存起来。进食后，糖类吸收入肝脏可以合成糖原而储存，但糖原量受到限制，相当量的糖在肝细胞内分解代谢产生脂肪酸，而脂肪酸是合成三酰甘油（甘油三酯）的主要原料，因此大量的碳水化合物被合成脂肪。肝脏合成脂肪的能力是脂肪组织合成能力的 8～9 倍，因此肝脏是碳水化合物在体内合成脂肪的主要器官。如果进食过多，摄取的多余热量就会在肝中被转化为脂肪酸，这些过量的脂肪酸可以被转运到脂肪组织中储存起来。所以如果长期保持进食糖类太多的习惯，会导致肥胖。

肥胖是怎样引起的

肥胖的根本原因是摄入的能量大于消耗的能量，而造成能量过剩，促进了脂肪的累积。

（1）遗传因素：肥胖是由多基因遗传所致，并非一种单纯的基因即可导致肥胖。父母的体质遗传给子女时，并不是由一个遗传因子，而是由多数的遗传因子来决定子女的体质，所以称为多基因遗传。父母中有一人肥胖，则子女有40％肥胖的概率，如果父母双方皆肥胖，子女可能肥胖的概率升高至 70%～80%。真正因为遗传引起肥胖的例子并不多见,遗传了父母"错误的饮食习惯",而导致肥胖的例子,则屡见不鲜。

(2)社会环境的因素:很多人都有着"能吃就是福"的观念,现今社会,食物种类繁多,各式各样美食常在引诱你,再加上过节、交往及红白喜事都要"大吃一顿"成为了一种普遍的恶习俗,自然而然就会引起能量过剩导致的肥胖增加。

(3)心理的因素:为了解除心情上的烦恼、情绪上的不稳定,缓解工作中的压力、交往的匮乏,不少人也是用"吃"来作发泄,并且长此以往养成一心情不好就诉诸饮食的习惯,这都是引起饮食过量而导致肥胖的原因。

(4)与运动有关的因素:运动有助消耗脂肪,在日常生活之中,随着交通工具的发达,工作的机械化,家务量减轻等,使得人体消耗热量的机会更少,另一方面因为摄取的能量并未减少,而形成肥胖。肥胖导致日常的活动越趋缓慢、慵懒,再次减低热量的消耗,导致恶性循环,助长肥胖的发生。而现在快速发展的交通便利、电子科技时代的发达,使人们的体力活动越来越少,通过邮件、电话可完成大部分的商务与家务,见面的机会也越来越少,宅男宅女的队伍也在不断增加,连吃饭都可快递到家,如不主动寻找运动的机会,势必会引起肥胖。

女性发胖的真正原因在哪里

(1)青春期:女性进入青春期,卵巢和肾上腺皮质开始功能性变化,并产生雌多雄少两种激素,接着卵巢排卵又自然会合成孕激素,从而引发女性外在的形体变化,如增高迅速、乳房发育、体内脂肪增多、身体逐渐丰满，呈现明显的第二性征，脂肪分布以皮下脂肪和下肢脂肪为主。

上述这一系列变化都是正常的，也是自然发育所不能跨越的现象。而尤为引人注目的是青春期肥胖对于性成熟、月经来潮并形成规律起着至关重要的作用，也无须多虑，徒增杞人忧天的烦恼。

事实上，许多女性一见长胖便终日担心这种青春期的肥胖会弄成一发不可收拾的地步，所以就一味苦苦地节食，久而久之造成了心理性厌食，营养严重缺乏。这无论如何对青春期的正常发育乃至以后的生儿育女都是有百害而无一利的。

专家建议：要想青春期得到健康正常的发育，必须依赖于合理适时的饮食，但贪食、爱吃零食和甜食应该避免。多注意体育锻炼和体力劳动，青春期的肥胖是可以顺利度过的。除非个别特别肥胖除外，无须大惊小怪去盲目减肥。

（2）职场女性：根据美国一个职业网站针对上班族所做的调查发现，在职场工作常常导致肥胖，特别是越努力工作的人，越容易发胖。主要原因是忙工作，就没有时间运动，而且73%的工作场所，没有附设健身设施。

在工作场所仰赖电子邮件及网络和同事沟通，而懒得走到其他同事的办公室讨论公事，是发胖的原因。另外，时常在外头吃中饭，更是发胖的主要原因。

专家建议：员工应该利用中午休息时间，到健身房运动，或是简单吃个自备健康午餐，然后外出散步，都对身体有益，并能够控制体重。

调查也发现，当员工面对压力时，也时常以零食来解决，但零食却是增肥的最大杀手。专家建议最好在上班时，放一瓶水在桌上，随时取来喝，取代吃零食的坏习惯，是控制体重的好方法。

（3）生育期女性：有调查显示：30%～40%的女性在做了人工流产后体重平均增加了 5～7 kg。这种肥胖同正常的产后肥胖一样，在体内激素水平恢复正常之后，多余的脂肪会自然消减，无须特殊减肥，一般而言，人工流产后体重增加有以下 3 个方面的原因：① 人工流产突然中断了正常的妊娠，原来维持胎儿正常发育所需的内分泌平衡被彻底打乱，引发肥胖。② 人工流产后引起丘脑下部功能失衡，直接波及脂肪代谢，使皮下脂肪出现短时期的周转不灵，造成"积压"。③ 下丘脑功能的新变化，还会干扰体内性激素的平衡，尤其是对性腺激素的影响最明显，从而表现为肥肉增多。

对于人工流产后的发福，只要适当加以锻炼，并配以合理的正常饮食，自然会很快平息这一特殊阶段的发胖。

正常分娩后的女性也会出现体重的增加，多因怀孕期间过度补充营养与运动减少，而分娩后又因哺乳等难以短期控制饮食和恢复正常运动，并且将大部分精力和时间放在了抚养孩子身上，时间久了对自己的体型也会顺其自然，丧失减重的动力。所以，对于年轻的妈妈来讲，要在产后积极调整自己的生活方式，尽快恢复正常的饮食习惯，多做一些运动，不能顺其自然。但有些妊娠与分娩后女性体重增加与内分泌改变和其他伴发问题有关，如妊娠与产后的自身免疫性甲状腺炎，常伴有体重增加和情绪改变，有时严重的抑郁还会酿成悲剧，应及时到医院就诊。

（4）病愈与手术之后：大病初愈，均有一个自然康复的过程，此时食欲往往猛增，以往睡眠不佳者也常常卧床即寐。非重大的消耗性疾病，诸如外伤、节育手术、阑尾切除、子宫切除、卵巢切除等术后，若养得时间过久，饮食过剩，活动锻炼过少,体态便会丰满起来。其实,吃好休息好只是康复的基本条件,绝非唯一条件,切不可忽视运动对康复的积极作用,而且它也是病后防肥胖的有效途径。病后,食欲特强之时,应注意控制饮食。

为什么人到中年容易发胖

人在 30～35 岁之间,各个器官的功能开始下降,如心脏的功能、呼吸系统的功能,而且相应器官的代谢也自然下降,热量消耗也会随之减少,由此积攒下来的脂肪会非常准确地住进腹、臀和大腿等处。当人到中年时,由于心理和现实的原因,脑力、体力劳动,体育运动减少,热量消耗也随之减少,使额外的热量转化成脂肪。而且事业有成,家庭地位等都趋于稳定和平静,更有许多人知命后随遇而安,自然悠哉游哉,心宽体胖。这些都是由于精神作用于神经,神经作用于内分泌所造成的。

什么是节俭基因? 跟肥胖有什么关系

节俭基因是多年以来人们适应恶劣环境的产物。人类不断进化到现在,可以说我们都是优胜劣汰的幸存者,都有这种节俭基因。节俭基因的产生,是人类进化过程中的一件好事。在现代化的环境中,节俭基因则成为多余的基因,会构成对健康的威胁。

人类从猿到人经历了百万年的进化过程,追溯远古时期的人们过的是一种食不果腹、饥寒交迫的生活,为了适应这种环境,人们体内就逐渐产生了节俭基因,使得体内的代谢机制能够充分有效地利用有限的食物,尽量积攒能量,以备饥荒时期的生理需求。饥荒来临时,具有这种基因就可能躲过一劫,避免被饿死,而缺少节俭基因的人就难以适应严酷的自然环境惨遭淘汰。适者生存普遍存在,久而久之,人们就大都具有了这种基因。节俭基因并不是一成不变的,生活模式改变后,没有饥荒困扰的人类,经过若干代人,这种基因也会慢慢减少。

改革开放和工业化、现代化时代来临,物质奇迹般的一下子从地下涌现出来,极大地丰富了人民的生活,吃喝不愁。人们忙于享受各色美食,每天吃的糖类(碳水化合物)、蛋白质、脂肪获得的热量比以前多几倍到十几倍,但节俭基因照常在起作用,把消耗不掉的热量变成脂肪储藏起来,如果脂肪仅仅储藏在腹部变成大肚腩还不要命,偏偏某些脂肪会在血管里、细胞(如肝脏细胞)中储藏,造成血管堵塞、器官功能障碍。节俭基因不仅让你肥胖,而且糖尿病、高血压也随之而来。也许再经过若干代自然选择,人类的"节俭基因"逐渐减少,代之以"消费基因",那时人们尽管大吃大喝也没有肥胖之忧了。

怎样才能有效减轻体重

1. 饭吃八分饱,就能活到老

(1)减少高热量食物的摄入。

(2)食物多样,多吃谷类,多吃蔬菜、水果,多吃奶类、豆类及其制品。

(3)吃适量的鱼、禽、蛋、瘦肉,少吃肥肉和荤油。

(4)吃清淡少盐的食物。

(5)饮酒应限量。

(6)杜绝暴饮暴食,饮食规律,七八分饱即可。

2. 要有意识的运动

比如晚饭后户外行走半小时以上,据研究,半小时内的运动,消耗的是我们体内的食物摄入能量,而半小时以上的运动,才开始消耗体内的脂肪,来达到减轻体重的目的。每周远足、亲近大自然也是很好的有氧运动;坚持做瑜伽、游泳、打球等等,可以根据个人的爱好来选择运动,每周运动次数建议不少于 5 次。

只要懂得科学生活,改变不良生活习惯,我们不仅会拥有健康的体态,还会有良好的精神面貌,高质量的生活。

～ 肥胖有哪些先兆 ～

现代社会的审美潮流,尤其是在年轻人当中,大多是"以瘦为美"。在老百姓的眼中,"瘦"更能显得人精神,或多或少也更意味着健康与长寿。从医学上讲,科学提倡的是"不胖不瘦最健康"。

随着中国经济的发展,人民生活水平的提高,饮食结构的调整,尤其是在发达地区,营养过剩的现象在百姓生活中相当普遍。需要增肥的人远远不及需要减肥的人的数量,肥胖人群占的比重也是越来越多了。

试过减肥的人们应该知道,无论你用科学的方法或是一些极端的偏方,减肥都不是一件容易且舒坦的事情。体重增加得不知不觉,减下去却真有点"活受罪"的味道,于是在减肥的过程中真正能坚持达到目标的人不多。事实上,发胖前人体是有一些反常的现象和先兆的,只要大家掌握它们,在生活中细心观察,尽早采取措施,防患于未然,就能将预防做在前面,有效地控制体重增长,保持健康的好身材。

但要注意的是某些病理性改变和内分泌疾病如糖尿病、甲状腺功能亢进症、尿崩症、高脂血症等也可能存在如下表现，请尽早就医，不要将它简单地理解成要发胖了，它们比单纯发胖对健康的危害要大得多。

那么发胖前到底有哪些先兆呢？

先兆一：爱吃爱喝

与以前相比，胃口变得越来越好，食量逐渐增大，总有吃不饱的感觉，爱吃爱喝，特别容易饿，嘴巴闲不住。尤其喜欢荤腥和油腻食物，好吃零食，喜欢喝水和饮料。其实也是长期的不良饮食习惯所致，人的胃容积会在不断的培养下增大，如果不能满足，就会有饿的感觉，形成了不良循环。但也要注意排除糖尿病、甲状腺功能亢进症等疾病，同时近期没有高强度的体力活动，有时高胰岛素血症和胰岛细胞瘤也会引起这种情况。

先兆二：贪睡赖床

睡眠特别香，已经睡了足够甚至过多的时间还想睡，不想起床。经常哈欠连天，没精神，得空儿就想眯一会儿，这也是多吃少动的后果，吃得太饱就容易困，睡得太多就容易胖，胖了就不愿动。但也要排除过于疲劳及某些特殊原因。

先兆三：变懒倦怠

一向比较勤快的人突然变懒了，什么都不想管不想做，遇事无精打采，或者心有余而力不足的感觉。不想出门，站不久，就想坐着或者干脆躺着。假若不存在什么病痛，很有可能是发胖的预兆，往往是由于生活目标的缺乏和生活环境的改变，如学习上挫折，工作上退休改变了生活方式，慢慢就形成了一种习惯。

先兆四：倍感疲劳

与以前相比，干同样的活儿却倍感疲劳，多活动几下就气喘吁吁、汗流满面、乏力，整个人都感觉特累，尽管仔细想想并没做什么，但是由于体内的内分泌或血脂等随着饮食与运动的改变而发生改变。这不是生病就有可能肥胖悄悄向你走来。

先兆五：怕动喜静

如果你平常比较喜欢运动，慢慢地却改变了，不想活动，甚至感到参加运动是一种负担，对运动也提不起兴趣，比较偏爱于安静的待着，这也可能是发胖的信号。

了解了发胖的信号和先兆，我们就可以提前准备好去应对它。养成良好的生活习惯，及时地控制饮食，按时睡觉按时起床，主动约朋友一起运动，出门踏青，暗示自己精力充沛，努力工作。通常如此坚持一段时间，短则一天，长则三日，肥胖的先兆就会消失。你可以继续保持自己苗条的身材和持续的健康，而不用遭遇减肥所带来的困扰。

另外，还有一些比较特殊的先兆，主要针对女性和儿童：

（1）美国医学研究发现，月经初潮较早者更要注意日后发胖。那么几岁算早呢？一般是指11岁以前的女性，而14岁左右的算是较迟的。他们调查了17 000多名女性，其结果表明，初潮较早的女性与初潮较晚的女性相比，其体重平均要多5～16 kg。

（2）目前许多学者强调从婴儿开始就要注意防止肥胖，因为研究发现，如果从胎儿8个月大到出生后1岁半营养过度，以后成为小胖子的可能性也就较大。所以，娃娃切不可喂的过胖，科学提倡母乳喂养。

（3）其实儿童10岁以内都要十分注意控制体重，观察表明，如果这个时期超重，到了成年也常常是超重的。这就提醒各位妈妈们,为孩子合理搭配饮食,有空多陪他们跑跑动动,给孩子的将来打下一个健康的基础。

(4)另外,有些看起来不起眼或影响不大的身体改变也应引起人们的注意:如没有理由的停经,月经不规则,皮肤色泽、弹性发生改变(如颈后发黑、腹部紫纹和弹力纹),无原因的时有时无的眼睑和下肢水肿,心情不畅等都是引起肥胖的先兆和体征。

人生中哪些时段容易发胖

防治肥胖是贯穿一生的事情,在特定的时间段做好防治工作往往可以对战胜肥胖起到事半功倍的效果。人生当中共有 10 个时间段需要大家密切注意体重变化:

(1)胎儿到 5 岁:这个时期是人生中生长最旺盛的时期,如果此时孕妇或幼儿营养过剩,就会为以后的肥胖留下隐患。特别是胎儿第 30 周开始到出生 1 年内是脂肪细胞最活跃的增殖期,因增多的脂肪细胞数将保留终身而不会减少。在以后的岁月里,一旦体内热量积存过多,这些脂肪细胞就会很快增大导致肥胖。研究表明:5 岁的儿童如果肥胖,得心脏病的风险系数就会增加。所以"婴儿越胖越好"是不科学的,不胖不瘦才健康。

(2)青春期:女孩 12～19 岁,男孩 13～20 岁就会进入青春期,身体会发生惊人的变化,内脏器官基本成熟,这一时期正常发育情况下,平均每年可以增重约 5 kg,但这个时期也最容易发生肥胖。据报道:10～13 岁儿童体重超重者到 31 岁,88％的女性和 86％的男性会继续超重。青春期肥胖者,成年后超过 50％的人会因肥胖导致的各种疾病死亡。

（3）50～65 岁中老年：在这个时期，体力活动较少，如果仍继续保持青年期旺盛的食欲，势必导致多余热量转化为脂肪沉积体内。一些特定职业者如运动员、飞行员、体力劳动者一旦到中老年离开工作岗位后，运动量减少而食量不减，则很快就会肥胖。

（4）健康恢复期：病后恢复期或输血后休息期，或原来运动量较大而后来突然运动量减少的人，都很容易出现肥胖。

（5）晚餐：许多人习惯晚餐吃的很丰盛，有时甚至吃夜宵，殊不知，这种吃法最容易导致肥胖。

（6）冬季：天气寒冷，基础代谢下降，可摄入食物却不少。因此，如果不注意活动，冬去春来后又会为肥胖而烦恼了。

（7）新婚期：据统计，在新婚后的半年中，新郎新娘的体重会增加 3 000～5 000 g。这是因为新婚使户外活动和体育运动减少导致。此外，新婚后摄入的食品也往往很丰盛，这些也都为肥胖创造了条件。

（8）节食的反复期：不少人节食后体重不见下降，出于失望便又恢复原来的食量；或在采用减肥食品取得一定效果后，没有继续坚持，停止服用，也会出现体重反弹，而且反弹的速度比减肥的速度更快。

（9）哺乳期：产后哺乳期堪称是妇女"发福"的危险期，特点是臀部和大腿发胖。原因首先是为照顾新生儿而懒于其他活动；另一方面是摄入营养过剩。据统计，36%的肥胖妇女是从产后开始发胖的。

（10）戒烟期：约 85%的戒烟成功者，体重会上升 5～7 kg，女性尤其明显。专家提示戒烟时期应该克制吃零食的冲动，最好把一日三餐改为一日多餐，每次少吃一些，有规律的多餐可以抑制饥饿感。

腹型肥胖有种族差异吗

我们在评判身体是否肥胖时，都会用一个指数来衡量，即体质指数（BMI），BMI = 体重（kg）/身高^2（m^2）。但是现在，BMI指数受到了越来越多的质疑，世界卫生组织目前正在对一项新的研究报告进行评估。这份报告认为，对亚洲人来说，体型可能要比肥胖本身更能揭示出身体的健康状况。

最近，美国宾夕法尼亚大学的专家组指出，对于亚洲人来说，国际通用的BMI指数应该重新界定。世界卫生组织已经召集了工作组，对此进行进一步的分析和研究。专家们认为，尽管亚洲人的BMI指数相对较低，但身体脂肪含量比欧美人高，且大多囤积于腰部，因此，亚洲人腹型肥胖（俗称"将军肚"）的比例比欧美人高，与其他种族相比，患2型糖尿病、心血管疾病，或因肥胖而死亡的可能性也相对较高。

这听起来很令人吃惊，因为通常的看法是，亚洲人比欧美人瘦弱得多，因此亚洲人似乎应属于较为安全的人群。但事实却恰恰相反。实际上，"将军肚"正是亚洲人，特别是中国人肥胖最显著的特点和潜在危险。

研究肥胖问题的专家指出，中国人虽然属于亚洲人种，但是BMI指数的正常范围应该比亚洲标准还低，这是因为中国人的肥胖有两大特征：体型小、指数低；腰围大、危害大。据调查资料显示，BMI＞22.6的中国人，其平均血压、血糖、三酰甘油（甘油三酯）水平都比BMI＜22.6的人高，而有益于人体的高密度脂蛋白-胆固醇水平却较低。因此，中国人的 BMI 最佳值应该在 20～22 之间，超重就会出现问题。

如何看待肥胖的遗传因素

人们都有这方面的经验，即同样的生活环境和饮食习惯，有的人会瘦，有的人会胖，这就是遗传因素在起作用，即基因的改变和不同，因此，如果要想从根本上杜绝肥胖，就要从遗传入手，这也是肥胖工作者的努力方向和研究重心。作为一种多基因的遗传形式，肥胖表现出十分复杂的遗传现象。体质指数（BMI）、皮褶厚度、局部脂肪分布、热量摄入代谢率和热量消耗、休息时的代谢率、体力劳动等均受遗传因素的影响。有人根据基因的不同影响把肥胖分成 4 种不同的类型：Ⅰ型：全身脂肪均匀性增加；Ⅱ型：四肢及腹部脂肪的过多堆积；Ⅲ型：腹腔内脂肪过多；Ⅳ型：臀部及大腿处脂肪堆积，这些遗传因素的影响来自多基因作用的结果，但也与主基因的作用有关。近年来已发现了 10 多个与肥胖症相关的基因，如瘦素基因、瘦素受体基因、神经肽Ｙ基因、β_3 肾上腺素能受体基因、解偶联蛋白基因、抵抗素基因和促食欲素基因等。目前正在对这些基因的功能及其致病机制加以深入研究，以便早日寻找到根治肥胖症的有效方法。

令人欣喜的是，即使与基因有关，生活方式的改变也可在很大程度上预防肥胖的发生，最近在美国结束的糖尿病预防大型的临床研究发现，在肥胖人群中改变生活方式比药物预防的效果要好，而且越有肥胖遗传基因的人群预防效果越好。

情绪性进食是指什么

科学家们推测说那些不会调解自身压力的人，更有可能暴饮暴食以求发泄，也更有可能发胖。撇开暴饮暴食的原因不说，只要你每次都能及时地认识到自己正在吃东西发泄，并且找到一个好方法阻止它继续进行，你就可以和食物建立一个友好的不发胖关系。

很多关于情绪性进食的研究都把重点放在了如何调节压力。最新发表在美国饮食减肥协会月刊上的一个研究发现，有情绪性进食习惯的人，发胖的概率比非情绪性进食的人高出 13 倍。因此研究者认为是不懂调节压力让他们胖了。

但事实上并不是所有情绪性进食的人都面临了比别人更大的痛苦，他们只是习惯性地把困难放大。不少科学家认为，压力有时候不是来自外在环境，而是来自个人性格。同一件事，完美主义者可能会比一般的人感到有压力，他们对自己如何获得别人的认可，如何把事情做好的要求近乎苛刻。

还有科学家认为情绪性进食的主要原因不是压力，而是因为刻意节食减肥造成的饥饿感、不满足感。长期过度节食的人，一直都处于一种压抑的状态，当某一天，这种压抑状态爆发时，人们往往就会暴饮暴食以获得短期的解脱，完全顾不上体重问题了。

避免或者结束情绪性进食，需要有良好的心态，科学合理的饮食结构，以满足自身的基本能量和营养需求。而调整好心态，不同的人适应不同的方法，比如说买一些励志的书籍来学习，或者调节心理压力的相关书籍来看一看，或者找一个专业的心理医师辅导。

当然，减肥和维持体重的成败不仅仅与心理调节有关系，还与生活习惯有关系。为了减肥，你需要经常运动，有规律饮食，包括健康地吃早餐。

为什么亚洲人爱长"将军肚"

基因和饮食习惯使亚洲人容易长"将军肚"。我们的祖先和欧美人的祖先是不相同的，欧美人的祖先是猎人出身，他们主要的饮食是以肉类为主，即蛋白和脂肪含量高，因此他们天生的消化功能和代谢功能比亚洲人要强，而亚洲人主要以农牧为主，农民出身较多，我们的饮食以碳水化合物居多，所以易于吸收并很容易转化为脂肪加以储存。另一个特点是，欧美人比较注意热量的摄入量，而中国人更注重食物的色香味，这使我们经常会在美味菜肴之间禁不住食物的诱惑而不经意间摄入过多的热量。此外，欧美人倾向于通过运动来燃烧多余的脂肪。对比纽约和北京，在室内室外锻炼的纽约人在人数和比例上都要比北京人多。中国人对锻炼身体依然重视不够，不仅成年人长"将军肚"，如今，在青少年中也可以越来越多地看到这种体型。

体重的增加是因为每日摄入的热量高于人体的消耗量。我们应注意饮食健康和加强体育锻炼，每天多吃一些蔬菜和水果，坚持每天有固定的时间做 30 分钟以上的有氧运动，逐渐改变一些日常的不良生活习惯，达到使身体健康的目的。

肥胖儿与家庭环境有关吗

父母常将儿童肥胖问题归咎于孩子本人，其实很多儿童的肥胖与家庭的环境和父母的宠爱及对肥胖的危害认识程度有关。美国一位儿科教授则认为,肥胖儿童的父母必须积极支持减肥计划并以身作则,而且规定家庭每一成员必须与肥胖儿同时接受治疗。必须向父母交待并使他们理解并配合,知道应采取什么措施帮助儿童养成良好饮食习惯,如何教儿童学会识别饥饿感和饱胀感,并帮助父母如何处理好饮食经济及习惯问题(如吃油炸食品、挑食等)。

家长应如何做才能防止儿童肥胖的发生

造成儿童肥胖的原因,除了遗传等因素外,还包括运动因素、心理因素和饮食因素等。其中,饮食因素是儿童肥胖的一个最重要的原因,过多的营养摄入,使得摄入速度远远大于自身能力范围之内的消耗速度,于是大量多余的营养成分被转化为脂肪,积存在体内,并不断增加,使体重远远大于正常水平。

节食的方法并不适合儿童减肥,这样会造成孩子的营养摄入不足,从而影响身体健康和精神状态,甚至阻碍发育。为孩子进行饮食调理是解决儿童肥胖问题的最主要途径。低热量、低脂肪、低糖、高蛋白的饮食,能控制营养的摄入,并保证孩子的生长需要。

(1)让孩子养成"细嚼慢咽"的吃饭习惯,并多吃蔬菜和水果。

(2)制作食物时不要使用刺激性的调味品,煎、炒、炸等烹饪手法要尽量少用,应该以蒸、煮或凉拌为主。

(3)减少糕点、饼干等甜食的摄入,也要少吃面包或马铃薯等淀粉类食物,肥肉等脂肪性食物更要严格控制。

(4)适量增加豆制品、瘦肉等蛋白质含量丰富的饮食。

（5）不要长期吃大量的有减肥功能的食物。有减肥功能的食物有很多，黄瓜就是其中的一种，但是，有些父母认为长期吃黄瓜对于减肥更有效，让孩子每天都吃大量的黄瓜，这是错误的。长期大量食用有减肥功能的食物，会使体内的营养损失增加，造成营养失衡，甚至导致孩子食欲下降、影响智力，这个结果得不偿失。

（6）不要让孩子只吃素。孩子体重超标，有些家长就极端地改变了孩子的饮食结构，让孩子吃素。事实上，素食主要以非肉类为主，富含丰富的营养元素和抗癌物质、纤维素含量丰富的蔬菜和水果还有助于加速体内毒素的排出，确实有着很好的减肥的效果。但是，蛋白质、铁、钙等物质却主要存在于被素食者舍弃的鱼、肉类中，这些物质的摄入缺乏，会造成孩子身体的营养失调，形成营养不良。

（7）培养定时定量进食的好习惯，父母在吃饭时也要注意不要狼吞虎咽，以免被孩子当成榜样进行学习。

（8）当孩子成功时或者犯错时，任何奖惩措施都不要和食物挂钩。肥胖给孩子带来的危害很多，由于肥胖造成了心肺负担加大，极易出现心跳加快和呼吸困难的症状，会使孩子厌恶运动，身体消耗能力更加降低，体重继续增加，形成恶性循环。此外，儿童期的肥胖症同样容易出现和成人肥胖一样的并发症，比如高血压、糖尿病等。除了身体上的影响外，在心理上的影响同样不可忽视，肥胖的儿童由于动作笨拙，容易受到他人的嘲笑，易产生自卑和逃避的心理，形成孤僻的性格。

为什么压力过大也会导致肥胖

压力过大是否必然导致肥胖？尽管过去很多专家对这

个问题见仁见智,但最近一项由伦敦大学医学院持续 19 年主持研究的课题研究发现人们的工作压力和肥胖的可能性是成正比的,此结果引起了一些高压工作下的人的担心。

压力导致肥胖是有科学依据的。有研究表明,通过饮食可以来调节压力。科学家研究了食物对深受压力的大鼠的化学作用。他们让处于压力下的大鼠吃下高脂与高糖的食物,结果发现食物中的不明成分有抵消压力的作用。这类反应显然是好的,也能够用来解释为什么人们在巨大压力下对食物情有独钟。研究也表明,压力使身体负荷过度,就会持续刺激增加健康风险的不利因素,更容易沉溺于慰藉食物而不可自拔;而可以抵消压力因素作用的那些成分同时在腰部堆积,增加了肥胖的风险。

由此可见,人们把大量吞吃食物当成了一种宣泄压力的手段,从而可能导致肥胖的产生。

在压力下,有多种原因导致了人们对食物的欲望。第一是工作压力大,生活规律杂乱,吃饭时间非早即晚,暴饮暴食,容易发胖;第二是压力下容易失眠,长期如此,内分泌紊乱,也可以导致肥胖;第三是压力下对甜食情有独钟,而甜食高脂高糖,最容易形成脂肪;第四是压力下的脑力劳动者缺乏活动和锻炼,不利于脂肪的消耗;第五就是人们在压力下会寻求一种宣泄压力的方式,很多人不幸采取了吃东西这样的方式,甚至过多依赖食物而患上"贪吃症",这都容易导致肥胖。

如何正确缓解压力来避免肥胖呢

既然主要是因为把吃食物作为宣泄压力的手段才导致了肥胖,那么我们是不是可以寻求其他手段来避免肥胖呢?

面对压力,有些人选择了正确的发泄方式,比如制定了不错的减压规划来适度减压,或者跟朋友聊聊天等;有些人却采取了错误的宣泄方式,吃东西就是一种错误的减压方式,结果就是导致肥胖。当然这种错误的宣泄方式不是偶然条件下导致了肥胖,而是长期如此造成的,因此必须寻求正确的宣泄压力的方式。

正确的宣泄方式必须坚持以下几个原则:第一是不伤害他人;第二是没有副作用,选择的方式要避免对本身产生不良的影响;第三是要适度。在这样的原则下,可以选择多种化的途径来达到减压的目的,比如说发展个人的爱好,坚持进行简单的活动等。相信通过恰当的缓解压力的途径,就可能达到避免肥胖的目的了。

要注意从根本上解决问题,比如增加活动量,调整精神状态,注意饮食等;必要时可采用医学干预,请心理医师、营养师共同组成的专业团队制定减压、减重计划。源头问题有时可以通过中药调理获得良好的效果;如果肥胖的同时还有不同程度的抑郁症,也需要采取针对性的专业治疗。

哪些不良饮食习惯会导致肥胖

尽管肥胖是多因素造成的,但对单纯性肥胖来说,饮食因素,尤其是不良的饮食习惯,是致肥胖的主要原因。这主要有:

(1)进食速度快:肥胖人大多食欲良好,吃东西很快,以致狼吞虎咽,食物未得到充分咀嚼就咽下,不能成为食糜而敷贴于胃壁,所以常常已经吃了不少东西仍感饥饿。同时,由于咀嚼时间过短,迷走神经仍在过度兴奋之中,从而引起食欲亢进。过快进食后血糖浓度升高，等到大脑食欲中枢输出停食信号时，往往已经吃了过多的食物。

（2）零食不断：有些胖人，特别是儿童和年轻女性肥胖者，看起来正餐量不多，但零食不断，从而造成体内聚集的总热量大大超标。

（3）吃糖过多：糖分不但容易吸收，而且能增强促进脂肪生成所需酶的活性，并能刺激具有促进脂肪合成作用的胰岛素的分泌，从而使脂肪蓄积。

（4）偏食：偏食能导致营养摄取方面的不平衡，使一些营养元素缺乏。就目前所知，缺乏 B 族维生素便能导致肥胖。因为 B 族维生素能使脂肪变成能量，参与脂肪代谢的 B 族维生素主要有维生素 B_1、维生素 B_2、维生素 B_6 等。这些维生素主要存在于糙米、麦皮及许多新鲜蔬菜、水果中。

（5）不吃早餐：许多女性采取"饥饿减肥法"，企图通过少吃甚至不吃早餐的方法来达到减肥的目的，结果却事与愿违，甚至适得其反。因为不吃早餐会使午饭时的空腹感增强，从而促进食物的吸收，脂肪细胞也处于饥饿状态，更易于摄取和储存能量，当摄入丰盛的午餐后会很快被吸收，形成脂肪，久而久之导致肥胖。

（6）晚餐不当：很多人因为时间原因，习惯早餐、中餐吃得简单，晚上与家人和朋友聚餐，时间也充裕了，于是鸡、鱼、肉、蛋、菜摆满餐桌，而这样的安排并不科学。因为食物在体内消化后，一部分进入血液形成血脂，傍晚时血液中胰岛素的含量又上升到一天中的高峰，胰岛素可使血糖转化成脂肪凝结在血管壁和腹壁上，再加上晚饭后大部分时间用于聊天、看电视，很少出去运动，久而久之，人便肥胖起来。

哪些不良的生活因素可以导致肥胖

我们也都知道，要减肥就要少摄入些热量，同时加强运动消耗能量。听起来很简单，但做起来却很难。

英国有一份官方的政府报告中，批评了现代人们的生活方式：饮食过量，缺乏运动。这意味着很多人都有不良的生活习惯，却没有意识到。下面是几种常见的不良习惯：

（1）旅行：时不时地出行旅游可以释放压力，甚至可以减轻体重，但如果做法不当，也会导致肥胖。对很多人来说，度假就是"长膘"的季节，在假期中，我们都会不自觉地吃得更多，尤其是现在在度假村一类的休闲胜地，主要的活动就是吃喝、晒太阳，有时生活节奏也乱了套，吃饭不定时、夜宵太多、小吃太多等。

因此，选择度假的节目时，要根据自己的身体条件选择一些能增加运动的活动项目，如登山、钓鱼、划船、探险等，避免一些如农家乐，渔家乐以吃和打牌为主的室内活动。同时时刻谨记：乙醇（酒精）也含有不低的热量呢，饮酒要节制。

（2）电脑：据尼耳森大学的调查显示：18～34 岁的女性，平均每个月花在电脑前的时间是 60 个小时。在电脑前发邮件、聊天，这些"土豆一族"的生活方式是懒惰的。应强迫自己关掉电脑，多动动身体。对成年人来说，每周至少要运动 5 天，每天至少运动半个小时。如果想减肥的话，那每天运动至少要达 1 个小时。

（3）低脂食物：在超市的货架上随处可见低脂的食物，柠檬饼干、宽面条等。但是有很多低脂食物含有过高的糖分和甜味剂，这些也是体重增加的罪魁祸首。另外，低脂食物也含热量，不要认为是减肥良品。

解决办法：仔细地读食品包装上的标签：看清楚所含的热量。记住，低脂食物虽然含有的脂肪比例降低了，但是总的热量可能并没有减少。

（4）压力：当人们压力过大的时候，很容易拿甜品来释放压力。赫尔辛基大学的研究人员发现：在接受调查研究的9000名工人中，压力最大的妇女体重增加得最多。

解决办法：把零食都换成蔬菜、水果，低热量的食物：爆玉米花、白面包等。

（5）电视：新西兰最近的一项研究发现：小时候看电视的时间越长，长大后也越容易得肥胖症。大人、孩子都喜欢坐在电视机前，一边吃零食，如薯条和巧克力，一边看电视。

解决办法：尽量不要放零食在电视机前或者干脆少呆在电视机前，而且看电视的时候也能做运动。

（6）药物：体重增加可能是药物的负面作用而已。最常见的可能引起体重增加的是激素类药物，很多治疗关节炎、湿疹或哮喘的都是激素类药物，此外，镇静催眠药等也会引起体重增加。另外，许多开胃药、助消化药及抑制代谢的药物都会引起肥胖。

解决办法：无论什么时候买任何药品，都要遵医嘱。如果你很担心医师开的药物中有可能导致体重增加，那么要事先跟医师说，看有什么其他替代药品。此外，还要注意饮食要健康均衡。

（7）夜猫子：芝加哥大学的最近一项调查显示：睡眠不足会导致体内的饥饿激素含量增加，导致食欲过盛。

解决办法：很简单：保证充足的睡眠。如果你一觉醒来，觉得精力充沛，就证明有充足的睡眠。在现代高节奏的社会,睡眠都被认为是一种奢侈和享受了。但是不管怎么样,好的睡眠是好的体力和好的精神状态的保证。

(8) 应酬: 在很多聚餐、聚会上,都是以食会客,边吃边喝边聊,亲人朋友都会过度热情,一再盛情邀请你多吃点。有时候你会觉得不吃下去是对他们的不尊重。

解决办法: 礼貌地拒绝,并坚持。不要觉得不吃完提供的食物是一种不礼貌。他们会理解也能尊重你的选择。

为什么女性下半身容易发胖

下半身肥胖问题一直困扰着女性,因为女性都知道双腿发胖是很难减的,到底下半身为什么容易发胖? 其实下半身的脂肪储存是女性的特点和正常的脂肪储存,主要以皮下脂肪为主,正常情况下没有太大的危害,但能量过剩使脂肪过度储存就会出现病态的结果。

(1) 雌激素分泌紊乱使皮下脂肪持续发展。让你散发女性魅力的雌激素,是让下半身变胖的罪魁祸首,而如果饮食不规律,饿一顿饱一顿,乱服减肥药,意外怀孕等,都会让雌激素分泌紊乱,导致脂肪在腹部和大腿部位堆积,下半身越来越胖。

(2) 跷腿坐着,一边悠哉一边胖。跷着腿坐,会阻碍腿部血液和淋巴循环,导致下半身水肿,严重影响下身循环,导致脂肪增厚,连肌肉都会僵硬。

(3) 性感太"紧身"。紧身牛仔裤、束身内衣等紧身衣物,甚至迷你裙、无袖衫等性感穿着,都会让下身发胖。因为太紧身的服装会阻碍腿部正常运动,还会阻碍腰腿部位血液循环;短裙则会使腿部受凉,同样影响血液循环,导致脂肪堆积。

（4）走路姿势不对。走路姿势不对，或鞋子穿得不对，不仅减不了肥，还可能变得更胖，甚至严重影响足部健康。比如走路拖沓，就完全无法燃烧腿部脂肪，反而小腿会变得更粗壮。

（5）过度的下肢脂肪聚集，虽然不是导致代谢紊乱的主要原因，但可以由于超重和负荷过重引起关节炎症，下肢血液循环障碍，如关节炎、静脉炎及血栓形成、感染，严重时可引起行走困难，到坐轮椅的地步，所以也应加以避免。

腹部肥胖的"元凶"是什么

目前认为腹部肥胖是脂肪的不正常蓄积和脂肪炎症的表现，多与胰岛素抵抗和多种代谢紊乱相关，尤其是高三酰甘油（甘油三酯）血症的升高，所以我们经常把腹型肥胖称为三酰甘油腰，这是必须要避免的情况，如果你的腰在不断变粗，那就离脂肪肝、糖尿病、高血脂、高尿酸不远了。到底为什么腰部总是会赘肉横身呢？其实一般我们的肥胖都是从腹部开始的，特别是办公室一族，一个又一个的游泳圈，让想要苗条的梦想离我们越来越远。很多人大多对此没有任何好的措施。那么，你可知道这些恼人的游泳圈是怎么来的吗？

（1）零食＋甜品：吃零食等于吃能量。有些人喜欢吃零食，喝甜饮料，尤其看电视时吃过多的零食。零食中糖类（碳水化合物）、蛋白质、脂肪的成分几乎都有。含蛋白质丰富的食物都含高脂肪，蛋白质多，产生的能量消耗不了，就会以脂肪的形式储存起来。

（2）喝酒太多。一瓶啤酒产的热量相当于100 g粮食产的热量，酒喝得多就等于多吃很多食物，多余的能量还会以脂肪的形式储存起来。酒是产生高热量的饮料,1 g乙醇(酒精)能产29.29 kJ(7 kcal)热量,仅次于脂肪产的热量,啤酒中的乙醇(酒精)度数虽然只有3%左右,但还有11%的含糖度数,而且喝啤酒的量要大得多。

(3)摄"油"太多。我们知道,脂肪的堆积会使人肥胖,所以脂肪是减肥的大忌,而为了防止发胖,就要少摄入脂肪含量高的食物。专家建议,在保持营养平衡的前提下,宁可多吃蔬菜也别多吃肉类。

植物油和动物油都是脂肪,植物油是纯脂肪,肥肉的主要成分是脂肪,脂肪还存在于瘦肉、内脏、蛋、奶、豆制品中,某些蔬菜里都有一定量的脂肪。

(4)运动太少。研究发现,运动可以提高我们体内的胰岛素敏感性,减少体内的胰岛素含量,这样就会使脂肪的合成大大减少。而且运动还可以燃烧脂肪,尤其是腰部脂肪,所以,运动过少是导致大腹便便的主要原因,同时也是减少腹部脂肪的有效手段。

节食为什么还是瘦不下来

很多人都以为只要是自己不吃东西,就能让肥胖的体形乖乖的瘦下来。其实,很多采用过节食方法减肥的人们都知道,效果并非是之前想象的那么好。反而有很多采取节食减肥的人群发现了一个问题,那就是自己天天都在节食,为什么体形却偏偏不见瘦呢?

其实你要知道,虽然节食能让你在短时间内苗条起来,但很少人能够一直保持这样的成果,且更可怕的是,当你恢复原先的饮食习惯时,体重的反弹,还可能会出现比你节食前更胖更高的指数呢。因此,在你开始你的节食计划前,不妨先来看看,节食不成功的 5 大原因吧。

（1）节食会忽略了贪吃的情绪因素。饥饿并非是进食的唯一原因,很多人通过吃来减压。情绪性的进食是许多人增加体重的原因,无论是太过高兴,或太难过,人们都倾向于通过吃来缓解这些情绪。很显然,节食对于这种情绪性的进食没有任何作用。而且,如果在心情低落的时候还坚持节食的话,很可能让自己变得更加忧郁。

（2）节食者们忽视了,减肥是一生的大业,需要改变生活习惯。真正能够成功减肥的人士是坚持不懈改变自己饮食习惯和运动习惯的人。可是,大多数节食者却是经常在取得了一些成果之后,就会对自己说,"我应该犒劳一下自己,也许一块奶油蛋糕不会让我长胖"。于是,不知不觉地,原来的饮食习惯又回来了,而你的减肥大业也宣告失败。

（3）对于大部分人来说,节食是非常难坚持下去的。节食,无论怎样的减肥食谱,都意味着你需要在长时间里,改变自己原来的饮食习惯。但是,坏习惯很难改变,因为它们都已经融入了我们的生活里。而且,许多坏习惯还和特定的饮食文化相关,如西方人的高脂饮食习惯,日本人爱吃咸鱼干,中国人、韩国人爱吃泡菜,这些习惯都不是你能所改变的。另外,改变饮食习惯能否成功取决于你的意志力。而人们的意志力通常是在开始的时候非常强劲,但随着时间的推移,面对着随着改变而来的压力,意志力会渐渐地消磨殆尽。而且,你每天还得抵抗诸如朋友邀约、聚会等等的诱惑。这就是为什么坚持一个月、两个月的节食计划很简单,但保持节食的成果很难的原因。

（4）节食会让你感觉到饥饿和被剥夺。研究表明,无论你是胖是瘦,节食都会让你觉得非常饥饿,并产生更强烈的对你不该吃的东西的食欲,如糖和脂肪。如果成功地抑制了自己的话,你又会感觉到自己被剥夺了,"所有的人都在吃,我却不可以,为什么我不能吃呢?"于是,这种情绪累积到一定程度之后,你就又开始大吃大喝了。

(5)日复一日的节食会让你感到厌倦甚至崩溃。节食之所以有效是因为你在坚持不懈地执行着。可是,大部分人会对日复一日的清汤寡水的饮食厌倦。于是,他们便试图寻找一种能够不让人厌倦的饮食,而事实上,这是不可能的。节食者们便在不同的食谱间游移,而等待他们的则是不断的失败,甚至于比没有节食的时候更加肥胖。

有一些女性为了减肥,只吃蔬菜而拒绝吃肉,可没有想到这种减肥方法根本无效不说,反而越来越肥胖,这是什么原因呢?其实只吃蔬菜不吃肉食的话,会造成动物蛋白质摄入不足,即使补充了豆类等的植物蛋白,其吸收和利用都远不及动物蛋白。当完全素食者蛋白质摄入不足时,人体内的蛋白质、糖类(碳水化合物)、脂肪就会失衡,免疫力下降、记忆力下降、贫血、消化不良就会接踵而来。另外,维生素和烟酸也由于对脂溶性维生素的极少摄入和吸收而缺乏,腹泻说来就来了。此外,还会容易感觉迟钝、皮炎肆虐等。而且,蔬果、大豆、谷物中含有丰富的膳食纤维,它们一方面能促进肠胃消化,另一方面,由于膳食纤维有缓泻作用,起到了促进肠蠕动和减少了肠内容物通过肠道的时间,也就缩短排便间隔时间,过多的膳食纤维就会加速胃肠道里的矿物质营养素的排出,造成体内的矿物质营养素未经吸收便已流失的不足。

最重要的是,很多女性之所以光吃蔬菜是以为只要吃蔬菜就能减肥，其实吃蔬菜也有无法减肥的时候，那是因为蔬菜容易吸油，反而更容易摄入更多油脂，会越吃越胖。1 g 油中，大约有 37.6 J(9 cal)的热量；在 1 g 蛋白质中，大约有 16.7 J(4 cal)的热量；相比之下，1 g 米饭中，也就只有 16.7 J(4 cal)的热量。因此，只吃菜、不吃饭，会导致饮食中油多、蛋白质多，热量猛增，反而发胖。

为什么天天运动还会胖

都知道运动减肥既健康又有效，但是大家知道不知道，如果不当的运动不但不能起到减肥的作用，反而还会让你越减肥越胖。所以提醒各位选择运动减肥方法的朋友们，千万注意以下几点：

（1）过度运动不减肥。

（2）强度大的运动不消耗脂肪。

（3）强度大的运动有时增加脂肪。

运动能提高身体的基础代谢率，消耗热量，因此有助于减肥瘦身。研究人员把 72 名女性作为试验者，让她们进行跑走运动 30 分钟，并在运动前后检测血液中肥胖基因的产物——瘦身蛋白的浓度。结果发现，86％受试者的瘦身蛋白都显著上升。结果表明，强度大的运动基本上不消耗脂肪，尤其在无氧运动时，肌糖原无氧酵解过程中产生的代谢产物是乳酸，乳酸在有氧条件下在肝脏中大部分分解为二氧化碳和水；另一部分重新合成肝糖原，但也有少量乳酸通过代谢合成脂肪。这就是为什么强度大的运动不但起不到减肥的作用，有时反而会增加体内脂肪堆积的原因。

为此，运动医学专家建议想瘦身减肥者，一般运动半小时到 1 小时，心跳达到每分钟 130～175 次左右，可算是运动适度,这样可增加瘦身蛋白浓度。

如何从面部特征判断出肥胖的原因

类型一:皮肤干燥、面色发黄

肥胖原因:甲状腺功能低下。

当甲状腺功能降低的时候,会使机体的代谢水平下降,无法分解脂肪和蛋白供能,糖的利用也明显下降,导致人体缺乏精力、肢体水肿、体重增加,皮肤和头发也随之失去了应有的健康。

类型二:皮肤容易长色斑和粉刺

肥胖原因:pH 不平衡。

这种类型的人一般比较爱吃甜食,或是口味偏重,这就造成了身体及血液的酸碱度(pH 值)略微偏酸。而酸性食物产生的毒素会导致皮肤毛孔堵塞、油脂不平衡,这就好像一栋大楼里面,如果水管中流动的水比较清澈,水管就不容易堵塞;相反,如果水比较浓稠、混浊,就特别容易堵塞了。相同原理,血液偏酸性的人,新陈代谢比较差,体内也容易堆积毒素,不易排除,故而皮肤容易长色斑和粉刺,肥胖也在所难免。

类型三:皮肤偏黄,耳朵发红

肥胖原因:肝脏不堪重负。

人体的肝脏控制着超过 1 500 种新陈代谢反应,而这些反应对于燃烧脂肪、精力生产以及体重控制都至关重要。这个关键的器官肝脏还能分解掉那些溶解脂肪的毒素,并通过肾排出体外。一旦肝脏不堪重负了,那么它处理这些毒素的速度就会放慢,不能帮助身体及时排出毒素,并可能导致体重的增加、精力不济、皮肤发黄。

类型四：皮肤发黑，或有紫斑

肥胖原因：内分泌激素失调。

如高胰岛素所引起的黑棘皮病，高皮质醇所引起的满月脸、水牛背等脂肪的集中分布。

十大潜在发胖原因是什么

最近，美国、加拿大和意大利等国家的 20 多位营养学家，对近期世界上已发表的 100 多篇研究肥胖的文章作了一个仔细的回顾，发现除了饮食和运动两大主要原因之外，其实还有许多原因可以造成肥胖。归纳起来竟有 10 种之多。

（1）睡眠不足可使人发胖。由于生活节奏的加快，人们不断地忙于应付各种亟待解决的问题，久而久之，睡眠的时间就在无形中被慢慢地剥夺了。长期睡眠不足，可以影响人体生物钟的进食循环，也会降低血液中瘦素蛋白的含量。这种蛋白有抑制食欲的作用，同时也影响大脑对身体是否已经有足够食物的判断。人在睡着的时候，即便肚子饿了，也不会马上起来去吃东西。但是熬夜的时候，则肚子更容易感到饥饿，在不知不觉中就吃进了多余的热量。

（2）食物中激素的影响。由于食物链的影响，食品中可能有残存的激素进入人体，可使内分泌平衡受到影响，让脂肪更容易在人体内积累。

（3）空调。现在人们的生活越来越舒适，夏天、冬天都有空调调温，一年四季处于恒温之中，机体的热量消耗明显减少。再加上舒服的室内环境影响人们外出锻炼的积极性，增加了肥胖的机会。

（4）少动。科技的飞速发展使得人们的生活越来越便

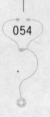

利,各种家用电器的出现使得家务劳动变得十分轻松;交通工具越来越快捷,以车代步已十分普遍。人们在生活中体力的付出越来越少。

(5)药物的不良反应也使人变胖。现在药物的滥用已到了非常严重的阶段,很少有人一生中没有用过会导致肥胖的药物。

(6)社会人口的结构改变。人到中年开始发福的人数在人口总数中占有越来越大的比例。

(7)生育时间。随着生育年龄的推迟,高龄产妇生下的孩子,体重一般说来都比较重。

(8)遗传因素。

(9)社会审美的取向。胖人更容易找到体型相仿的配偶组成家庭。胖人夫妇生下的孩子也更容易成为胖人。现在胖人已经很多,胖人的后代更以几何级数形式增长。

(10)进化。照达尔文的适者生存的理论,胖人要比瘦人更容易存活。长期的进化积累可使胖人在群体中占有优势。

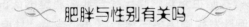

肥胖与性别有关吗

各年龄组男女肥胖者百分比比较(%)

年　龄	超过体重 10%以上（男）	超过体重 10%以上（女）
25～29	32.8	21.0
30～39	47.2	32.5
40～49	59.6	52.6
50～59	50.3	64.4
60～69	51.1	59.6

从以上表格中，我们可以发现，随着年龄的增高，男女的肥胖人数都在增加，但是女性的增加速度高于男性，到50岁以后，就超过男性了。从男女比较来看，50岁以内，人群中男性肥胖发生率比女性高，50岁以后则女性偏高。而从整体上看，成人中肥胖人数，男女差别不大。在我国的一些统计数据中也同样反映着这样的规律，但是在40岁以后，女性的肥胖比率就已超过男性。

妇女绝经会引起肥胖吗

会的，绝经后女性，说明以往周期性的排卵功能已告结束，卵巢内的雌激素以及孕酮的分泌都会出现下降。研究表明，绝经期间，女性的体重常常会出现明显的增长。这是由于绝经后女性激素的改变，导致代谢速度降低，脂肪的分解减少、储存增加，水钠潴留增加。

中医学如何解释肥胖

其实，我们祖先对肥胖已经有非常清楚的认识：中医学记载，肥胖发生原因多与"湿、痰、虚"有关。并根据成因把肥胖分为以下几类：

（1）因肝气过剩引起的腹型肥胖；

（2）因肾功能太强或太弱引起的虚胖；

（3）因血气过盛引起的脂肪型肥胖；

（4）因血气不足、脾脏阳气太盛引起的病态肥胖等。

对于这些类型的肥胖，中医学认为其根本原因是阴阳失衡失调，直接影响到人体体液的酸碱度及体内酶的存活度。中医学通过由内而外调整人体，从调节内分泌入手，对肝、脾、肾、心脏、肺及三焦等进行调节,通过气血津液的作用来完成机体的统一,达到减肥的目的,同时,中医学可以针对不同的肥胖起因,做到对症下药。

中医药学强调复方配伍的组合作用,具有协同加强、相互制约等复杂关系,它具有多途径、多靶点、动态地呈现综合药物的特点。

女性发胖也有心理原因吗

大凡女性,都喜欢身材苗条,绝不愿意身体发福。但现在发胖的女性,却在日益增多。从表面上来看,发胖的女性多是过于贪食美味,以至营养过剩。但从其心理动机来看,其中不少女性存在欲求不满而受压抑的情况。

男子在事业或生活中遭遇挫折,往往爱借酒消愁,喝个一醉方休,这便是心理学上的所谓代偿行为。但对于女性而言,当她们的欲望得不到满足之时,她们宣泄内心中不良情绪的方式不同于男子,其中最常见的一种方式便是猛吃东西。心理医师经常发现,在因失恋变得情绪不安的女性当中,许多人都诉说自己的食欲突然猛增起来。其实,这些女性是在通过对食物的需求,使她们受损的感情需求得到一种补偿。

此外,已成家的妇女,如果心存许多不满,如丈夫不关心她,孩子不听话,生活太单调,工作不顺心,那么她可能通过吃来发泄这些不满,吃得多了自然会渐渐地发胖。

所以对于身体发胖的女性,应自查一下有无通过贪吃来解决心理欲求不满的问题。若存在这样的心理问题,就应学会用正常无害的方式,如听歌、写信、打热线电话、锻炼、找好友倾诉、读书等方式来宣泄自己的不良情绪。

　　对于男性而言,当你的妻子或女友忽然产生食欲旺盛的现象,应考虑一下对方有无遭遇挫折的可能,以便及时对她加以疏导。

肥胖症
的
诊断

肥胖的危害

肥胖的发病率怎样

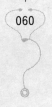

　　第 11 届国际肥胖症大会于 2010 年 7 月 11 日在瑞典首都斯德哥尔摩召开,国际肥胖症研究协会在会上发布的报告显示,目前全球身体超重者已近 10 亿,肥胖症患者达到 4.75 亿;发达国家更是首当其冲,肥胖与超重人群已达到 1/4,中国的肥胖发展趋势也不容乐观,我们 10 年中的肥胖增长率已超过了美国 50 年的增长率,肥胖患病率在成人中达到了 13%～20%,在儿童中达到了 8%～11%,总肥胖人数已经达到了 9 000 万人。更令人不安的是,肥胖已呈现出低龄化、病态化的趋势,一些过去多发生在成人的疾病已在儿童中出现,如脂肪肝、糖尿病、高血压等,儿童 2 型糖尿病患者已经超过了 1 型糖尿病患者,这一切都与肥胖有直接联系,肥胖已成为许多慢性疾病的良好培养基和庇护所,与肥胖相关的疾病比比皆是。相关调查显示,肥胖患者中 40% 伴有糖尿病,40% 伴有高血脂,80% 伴有非酒精性脂肪肝。在肥胖患者中女性子宫癌、乳腺癌,男性前列腺癌,结、直肠癌的发病率也超过了正常人群的 3～5 倍。

　　目前在儿童中肥胖儿童的比例越来越高,据研究,12 岁以前若是肥胖,将来仍然肥胖的概率男性为 86%,女性为 88%。在欧洲,每年有 32 万人死于与肥胖症直接相关的疾病。最近的研究得出结论,成年人肥胖是一种与寿命直接相关的疾病,男性和女性的寿命都会缩短约 7 年。

　　据世界卫生组织(WHO)推测,到 2015 年全球约有 23

亿超重人群,其中包括 7 亿肥胖患者。肥胖已经成为一个严重的社会问题和公共健康问题。

肥胖有哪些异常表现

世界卫生组织已把肥胖定义为影响公众健康的严重的社会问题,并将其列入流行病学范畴。肥胖的发生、发展可引起一系列的问题,并通过自身表现出来,如儿童性早熟,女性内分泌紊乱、停经、多囊卵巢综合征、不孕,多毛、黑棘皮病、紫纹,男性乳房发育、精子质量差、不育等,无一不与肥胖相关。肥胖患者尤其要警惕与此相关的表现。

有些肥胖患者在颈部、腋下等皮肤皱褶处会出现色素沉着、角质增多,严重时有天鹅绒状的突起,令人总有一种洗不干净的感觉。这就通常所说的黑棘皮病;黑棘皮病的出现是病理的信号,与高胰岛素血症有关,发展下去会出现2 型糖尿病、高血压以及脂质代谢紊乱等。还有部分肥胖患者在腹部两侧、大腿内侧有时可见呈梭形、淡紫红色条纹,有的还会伴随"满月脸"、"水牛背"、"将军肚"等的出现,这些症状说明已经出现了皮质醇的增多,发展下去会引起骨质疏松、高血压、无力、低钾等。有的患者也可能是垂体和肾上腺的病变所引起的。

部分儿童在青春发育期出现的生理性乳房发育,多可自行恢复。但肥胖儿童的内分泌紊乱、雌雄激素失调时也会引起男性乳房发育、性腺发育不良、男性女性化的异常改变。伴有多毛的肥胖患儿,极可能为先天性遗传性疾病或性腺异常所致,应引起家长的重视;若同时还伴有性早熟和骨骼异常,需要及时到正规医院进行染色体和内分泌腺体的系统检查。

对于育龄期女性出现的闭经、绝经和月经失调等症状,要引起足够重视。正常的脂肪含量对于维持女性激素的作用必不可少，但肥胖本身和减重治疗都会引起月经失调。肥胖伴停经在年轻女性中最常见的为多囊卵巢综合征和高泌乳素血症，如出现泌乳、头痛、胸闷等症状，应及时检查和治疗。有些女性在分娩后或绝经期前后出现肥胖，同时伴有皮肤发黄、眼睑水肿，也要警惕不良情况的发生。

有研究发现，约60％的肥胖患者可出现肝细胞脂肪变厚，一般在体检时才被发现。专家建议，中国人男性腰围＞90 cm、女性腰围＞80 cm 就要引起警惕；有些出现腰围增粗但体重正常的患者，也会出现肥胖并发症，如糖尿病、高脂血症和冠心病等。还有部分肥胖患者，感觉天天吃不饱，刚吃过饭就饿，越吃越饿，也应引起重视。因为食欲亢进有时是下丘脑综合征和胰岛素瘤的表现。另有部分患者可出现睡眠呼吸暂停综合征，尤其是肥胖儿童若出现较严重的打鼾等情况，应引起家长的足够重视。

肥胖可有哪些危害

肥胖正在成为现代社会与人类最接近的疾病，而且已成为影响健康的头号杀手。随着公众自我保护意识的增强和科学知识的普及，肥胖作为一种疾病已逐渐被大家所公认，但其仍未得到社会和舆论的重视。通俗地讲，肥胖是一个不健康的土壤，滋生了高血脂、糖尿病、高血压、冠心病等危害人类健康、影响人们生活质量的疾病。

临床流行病学研究表明，肥胖与糖尿病尤其是2型糖尿病常合并存在，糖尿病患者中60％肥胖，肥胖患者中有40％以上可发展为糖尿病，体质指数（BMI）指数越高即超重越多，糖尿病发病率越高，中度肥胖者糖尿病患病率为正常体重者的 4 倍,重度肥胖者则为其 21 倍。而且肥胖时间越长,糖尿病的发病率越高,肥胖 10 年以上,糖尿病发病率可达到 25%,肥胖 20 年以上,糖尿病发病率达到 40%。肥胖与糖尿病的联系纽带就是胰岛素抵抗,在肥胖患者中,50%以上存在胰岛素抵抗,而在胰岛素抵抗的患者中,70%以上会发展为糖尿病,而减重治疗可以很好地改善胰岛素抵抗状态,如体重恢复正常,胰岛素水平可以减少 1 倍,说明患者的胰岛素抵抗状态可以通过减轻体重得到改善。

有人把肥胖和高脂血症看成是一对"狐朋狗友",两者相互依存,共同危害人们的健康。因为,在肥胖人群中高脂血症可达到 40%,而在重度肥胖患者中,要达到 70%以上。肥胖导致高脂血症主要是由于肥胖引起的胰岛素抵抗,脂肪细胞肥大使胰岛素受体相对减少,胰岛素敏感性减少 5 倍,肝脏对脂肪的清除能力严重下降;更为可怕的是,在肥胖同时,具有脂质清除能力的高密度脂蛋白(HDL)含量也明显减少,而 HDL 的下降是冠心病和脑血管病的独立危险因素,也就是说即使没有胆固醇和三酰甘油(甘油三酯)升高,单纯 HDL 低于正常(<0.9 mmol/L)就会引起高于常人的冠心病和脑血管疾病,而且心肌梗死及心肌梗死后的死亡率也远远高于正常人。

肥胖、高血压、糖尿病、高血脂已成为危害当今人类健康的四大杀手,也有人称其为"死亡四重奏"。更可怕的是,这几种疾病往往同时或相继危害我们的机体。尤其是肥胖,就像它们的先头部队一样,只要机体发生了肥胖,随后许多疾病就接踵而来,高血压也不例外,在肥胖人群中,高血压的发病率是正常体重人群中的 2 倍,在重度肥胖人群中,高血压的发病率是正常人的 5 倍。肥胖人群中高血压的发病时间也有提前,甚至在重度肥胖儿童中也出现高血压,而且肥胖高血压人群的高血压相对难以控制,从用药剂量和数量上都要高于正常人群,高血压、心脏病、心肌梗死的发病率和死亡率都随即升高。

目前应当引起人们重视的是由肥胖引起的脂肪肝数量在不断上升,已成为危害人们健康的重要因素。据统计,肥胖患者的脂肪肝发病率已达到了 30%,在伴有高脂血症的肥胖患者,脂肪肝的发病率达到了 50% 以上。脂肪肝的形成加重了肝功能的损害,引起高脂血症、胆囊炎、性功能障碍等疾病的发生。所以再次提醒大家,脂肪肝也是一种疾病,要进行积极的治疗,如任其长期发展下去,会出现肝硬化,甚至肝功能衰竭。

同时,呼吸暂停综合征也是肥胖病患者常见的一种并发症,指睡眠时呼吸间隔超过 10 秒以上,打鼾与呼吸暂停交替出现,有时呼吸暂停时间可达到 2～3 分钟,每夜发作数次,长此以往,导致睡眠质量下降,脑部缺氧,判断能力、记忆力下降,脑功能障碍,易倦,晚上难以深睡,白天经常打盹,最后发展为高血压、肺动脉高压、心功能衰竭、低氧血症和高碳酸血症。虽然,呼吸暂停综合征可有多种因素引起,但大多与肥胖有关,60% 以上的肥胖患者患有轻重不等的呼吸暂停综合征,而且体质指数越大,病情越严重,而且半数以上的肥胖人群夜间伴有习惯性的打鼾。

近来发现,肥胖对男性性功能、内分泌激素及女性激素等也有多方面的影响。首先,在儿童期就可以影响到儿童的性发育,包括性腺的发育,外生殖器的发育延迟等;在中年肥胖男性也可以出现男性女性化,勃起功能障碍是肥胖男性较常见的症状,尤其在伴有高血压、糖尿病的男性患者,发病率高达 60% 以上。其次,脂肪含量的增加,导致雄激素生成增加。瘦素抵抗和胰岛素抵抗,使脂肪合成进一步增加,而瘦素抵抗可导致女性的月经失调、不排卵,导致不育,肥胖女性的雌激素代谢与正常体重女性又有不同,常出现高雌激素血症和高雄激素血症,导致月经周期的紊乱和生殖系统的紊乱。

儿童肥胖发展趋势及危害如何

儿童肥胖已成为当今不容忽视的问题,据统计,在我国儿童肥胖的发病率已达到了 2%～5%,而且在肥胖儿童中还发现了过去很少见到的 2 型糖尿病、高脂血症等成人常发疾病,这些疾病都与肥胖的发生密切相关。在 2004 年的调查发现,世界范围内有 10%的超重儿童,有 2%～3%为肥胖患者;肥胖引起的代谢疾病开始于儿童期,可能导致成年人的心血管疾病。主要危害包括:胰岛素抵抗、非胰岛素依赖性糖尿病、血脂异常、过早出现的动脉粥样硬化、高血压、代谢综合征、睡眠呼吸暂停综合征等。

美国卫生与营养检测调查(HANES)资料显示,美国在过去 15～20 年中,6～11 岁小儿肥胖者较前增加 54%,12～17 岁儿童,少年肥胖者增加 30%。西方国家报道患病率10%～30%不等。我国单纯性肥胖发病率,0～7 岁为2%,7～18 岁约 7.24%。儿童期肥胖易发展为成人肥胖症。文献报道,肥胖婴儿发展为成人肥胖的危险性为14%,而正常小儿发展为肥胖成人者仅 6%,前者的风险是后者的 2.33 倍。7 岁肥胖小儿 41%变为肥胖成人,与正常同年龄小儿 11%变为肥胖成人比较,前者的风险是后者的3.73 倍。10～13 岁肥胖男孩 72%变为肥胖成人,正常同龄男孩 31%发展为肥胖成人。肥胖不仅在儿童期对健康构成严重威胁,还将影响其成年后的健康,成为高血压、糖尿病、冠心病、胆石症、猝死、乳腺癌、子宫内膜癌、月经不调、痛风的诱因。

何谓病态肥胖？有何危害

病态肥胖是指体质指数（BMI）＞40 kg/m² 或 BMI＞35 kg/m² 同时合并危及生命的心肺疾病或严重糖尿病；一些肥胖并非贪吃所致，而是由于身体上某些原发性疾病所导致的"病态肥胖"。

病态肥胖的常见表现有：黑棘皮病、不孕不育、男性女性化和乳房发育、女性停经或胡须增多、腹部紫纹、睡眠呼吸暂停综合征、性功能障碍等。

近年来全球病态肥胖症发病率呈不断上升的趋势，病态肥胖是一种严重的慢性疾病。它可能会带来很多相关的慢性病和消耗性疾病，例如：糖尿病、心脏病、某些癌症、睡眠呼吸暂停综合征、以及骨关节炎。极重度肥胖更会出现寿命缩短的危险。体重超过正常理想体重 50% 以上的人发生提早死亡的危险是正常人的 2 倍。肥胖可使健康状况恶化，生活质量降低，寿命缩短。随着 BMI 的升高，过早死于一系列疾病的风险也随之增大。在欧洲，每年有 32 万人死于与肥胖症直接相关的疾病。最近的研究得出结论，成年人肥胖可引起一种与寿命直接相关的疾病，男性和女性的寿命都会缩短约 7 年。

何谓非酒精性脂肪性肝病？与肥胖的关系及危害是什么

非酒精性脂肪性肝病（NAFLD）是 21 世纪全球重要的

公共健康问题之一，亦是我国越来越重视的慢性肝病问题。

  NAFLD 是一种与胰岛素抵抗和遗传易感密切相关的代谢应激性肝脏损伤，其病理学改变与酒精性肝病（ALD）相似，但患者无过量饮酒史，疾病谱包括非酒精性单纯性脂肪肝（NAFL）、非酒精性脂肪性肝炎（NASH）及其相关肝硬化和肝细胞癌。

  流行病学调查显示：NAFLD 是欧美等西方发达国家肝功能酶学异常和慢性肝病最常见的原因，普通成人 NAFLD 患病率为 20%～33%，其中 NASH 和肝硬化分别占 10%～20% 和 2%～3%。肥胖症患者 NAFL 患病率为 60%～90%、NASH 为 20%～25%、肝硬化为 2%～8%，2 型糖尿病和高脂血症患者 NAFLD 患病率分别为 28%～55% 和 27%～92%。随着肥胖症和代谢综合征在全球的流行，近 20 年亚洲国家 NAFLD 增长迅速且呈低龄化发病趋势，我国的上海、广州和香港等发达地区成人 NAFLD 患病率在 15% 左右。

  长期临床随访及相关检查发现，NAFLD 患者肝病进展速度主要取决于初次肝活组织检查（简称肝活检）组织学类型。NAFLD 进展很慢，随访 10～20 年肝硬化发生率低（0.6%～3%），而 NASH 患者 10～15 年内肝硬化发生率高达 15%～25%。年龄大于 50 岁、肥胖（特别是内脏性肥胖）、高血压、2 型糖尿病、丙氨酸氨基转移酶（ALT）增高、天冬氨酸氨基转移酶（AST）与 ALT 比值大于 1 以及血小板计数减少等指标是 NASH 和进展性肝纤维化的危险因素。在 NAFLD 漫长病程中，NASH 为 NAFL 转变为肝硬化的必经阶段。与慢性丙型肝炎和酒精性肝炎相比，NASH 患者肝纤维化进展相对缓慢，失代偿期肝硬化和肝细胞癌通常发生于老年人。在胰岛素抵抗（IR）患者，NAFLD 是发生 NASH 和肝硬化的前提条件;脂肪变的肝脏对肝毒物质、缺血/缺氧耐受性下降,NAFLD 作为供肝用于移植易发生原发性移植肝无功能。此外,在其他慢性肝病患者中,并存的 NAFLD 及其基础疾病可促进肝硬化和肝细胞癌的发生,并降低非基因 3 型慢性丙型肝炎患者干扰素抗病毒治疗应答。

NAFLD 的存在与高脂肪、高热量膳食结构,多坐少动的生活方式,胰岛素抵抗,代谢综合征及其组分(肥胖、高血压、血脂紊乱和 2 型糖尿病)等诸多因素相关。尽管乙醇(酒精)滥用和丙型肝炎病毒(HCV)感染与肝脂肪变关系密切,但是全球脂肪肝的流行主要与肥胖症患病率迅速增长密切相关。即使应用世界卫生组织(WHO)西太平洋地区标准诊断肥胖症,体质指数(BMI)和(或)腰围正常的 NAFLD 患者在亚太地区仍不少见。近期体重和腰围的增加与 NAFLD 发病有关,腰围比 BMI 更能准确预测脂肪肝。可见非酒精性脂肪性肝病与肥胖存在很大的相关性。

NAFLD 的形成目前存在一种"两次打击"学说,即首次打击主要是胰岛素抵抗(IR),引起良性的肝细胞内脂质沉积;第二次打击主要是氧应激和脂质过氧化,是疾病进展的关键。中心性肥胖、2 型糖尿病或糖调节受损、血脂异常紊乱及高血压在人体集结表现为代谢综合征(MS),MS 的中心环节同样也是胰岛素抵抗,胰岛素抵抗被认为是导致肝脏脂质过度沉积的原发病因,目前日益增多的脂肪肝主要是胰岛素抵抗密切相关的 NAFLD。胰岛素抵抗可以带来诸多代谢问题,诸如糖尿病、肥胖、高血脂等,所以目前对非酒精性脂肪性肝病(NAFLD)要有足够的重视。

肥胖有哪些心血管危害

随着社会经济的发展和人口的老龄化，21世纪的发展中国家正面临着心血管病的大流行，据北京市急性心肌梗死发病监测信息平台显示，25岁以上年轻心脏病患者，3年增加达3成；同时发现，我国的肥胖人群占整个人群15%，与肥胖相关的心血管病危险因子也在不断增加，由此可见肥胖在心血管疾病的发生及进展中发挥着重要的作用。

2011年第二届临床心血管病大会暨第八届中国冠心病介入沙龙大会上，中国医学科学院阜外心血管病医院内分泌和心血管病诊治中心专家报告了心血管疾病和肥胖之间的关系。在介绍肥胖、心血管疾病以及糖尿病之间联系的同时，证实有效的体重管理可产生包括心血管在内的健康益处，可增加患者的预期寿命，肥胖和其他心血管病危险因素（包括高血压、高血脂和糖尿病）之间有明确的流行病学联系，大大地增加了肥胖人群的心血管病危险。

首先，肥胖与高血压。Framingham心脏研究证实，体重每增加4.5千克，无论是男性还是女性，收缩压会增加4 mmHg，可见在原发性高血压中，肥胖是一个主要的危险因素；肥胖可能是引起高血压的最重要的可以改变的危险因素。高血压病患者患冠心病（CHD）的危险为正常人的2～3倍，猝死的危险为正常人的7倍；肥胖者体内含有大量脂肪，脂肪组织表达血管紧张素原增加，激活肾素—血管紧张素—醛固酮系统，使全身细小动脉收缩，促使肾上腺皮质醛固酮释放增加，钠和水在体内潴留，血容量增加，血压升高。近期一项肥胖与高血压关系研究观察例数超过100万人，其中超重中年人（40～64岁）可能患高血压的人数，比正常体重者高50%，其患病危险是同龄正常体重者的2倍。在青年人中超重与高血压有更显著的关联。

其次，肥胖与血脂异常。肥胖和一系列易导致冠心病（CHD）的血脂异常有关联。成年肥胖者以脂肪细胞增大为特征。增大的脂肪细胞上高密度脂蛋白（HDL）结合位点增加，与HDL结合率更高，导致血浆HDL水平降低；此外肥胖患者多伴有胰岛素抵抗。一旦发生胰岛素抵抗，脂肪细胞便不能正常积聚脂肪酸，循环中游离脂肪酸（FFA）水平升高。FFA水平升高首先引起肝脏中生成三酰甘油（甘油三酯）（TG）增加，并进一步导致运输内源性TG的脂蛋白——极低密度脂蛋白（VLDL）生成增加。在Framingham研究中，体重每增加10%，血浆胆固醇相应增加0.3 mmol/L（12 mg/dl）。研究发现，年龄在20～75岁超重美国人，高胆固醇血症的相对危险是非超重者的1.5倍；在20～45岁超重者中，是非超重者的2倍。

再次，肥胖与糖尿病。肥胖与糖尿病，尤其是2型糖尿病常合并存在，随着新型脂肪细胞因子——内脂素与抵抗素的发现，越来越多的证据显示肥胖与糖尿病存在很大的相关性。目前公认的联系纽带就是胰岛素抵抗。在肥胖患者中，50%以上存在胰岛素抵抗，而在胰岛素抵抗的患者中，70%以上会发展为糖尿病，而减重治疗可以很好地改善胰岛素抵抗状态。大家都知道，糖尿病的危害在于其严重的慢性并发症，如糖尿病肾病、糖尿病视网膜病变、糖尿病引起的大血管病变，一旦发生，就难以逆转，成为糖尿病患者死亡的主要原因。肥胖作为糖尿病慢性并发症的危险因素已为大家所接受，有报道显示55岁以上糖尿病肥胖患者的蛋白尿检出率较之非肥胖患者显著升高。有学者对肥胖糖尿病患者予以减肥，观察若干年后减肥满意者微血管并发症发生率较低。肥胖糖尿病患者脑卒中(中风)的发病率是非肥胖糖尿病患者的 4 倍。而且肥胖糖尿病患者脂肪肝、胆石症、高血压的发病率也远远高于非肥胖的糖尿病患者。

最后,研究者以腰围作为分类指标,调查了年龄 20～59 岁的 2 183 名荷兰男性和 2 698 名女性。结果发现,如用男性腰围＞94 cm,女性＞80 cm 作为评价标准,测量的敏感性和特异性均≥96％。随着腰围的增加,心血管病的危险因素发生的可能性显著增加。腰围＞94 cm 的男性和腰围＞80 cm 女性,有一个或多个心血管病危险因素的可能性增加 1 倍;男性≥102 cm,女性≥88 cm 有一个或多个危险因素的可能性增加到 4 倍。肥胖增加心脏负担,长期会影响心脏功能。据美国的研究人员根据流行病学得出的结论: 大腹便便的男性患心脏病的危险性是体重正常男性的 2 倍以上。马萨诸塞州波士顿哈佛大学公共卫生院的英顿·倍克博士说:"无论任何年龄,躯体脂肪过多都可能增加死亡率,但是,在年长男性中,以控制腰围为基础的体重控制方案可能比单纯控制体重更加有用。"

总之,心血管疾病的发生是多因素作用的结果,而肥胖在联系各个关键危险因素的过程中发挥着重要的启动及推进作用,危险因素本身增加了心血管病的危险,而且还常常聚集进一步增大心血管事件的危险程度,远远高于单个危险因素的总和。要重视肥胖在疾病进展中所起到的作用,积极控制体重。

肥胖与肿瘤有何联系

众所周知,肥胖对于人类的健康危害是相当大的,由于生活习惯的改变、人类饮食结构的变化,肥胖已经成为了全球性的问题。无论国内、国外，走在街上到处都可以看到身形肥胖的人。

肥胖会增加心血管病及糖尿病危险已成定论，而肥胖与肿瘤的相关性正在被越来越多的研究所揭示。国际癌症研究委员会（IARC）通过多年对癌症流行病学的调查，得出肥胖与多种癌症有着密切联系的结论。据估计，在美国，1/7的男性、1/5的女性癌症与肥胖相关。同样，在欧盟国家，4％男性癌症患者及7％的女性癌症患者与肥胖有关。肥胖与癌症的关系异常复杂。

（1）肥胖与食管腺癌：英国一所大学的癌症研究学院研究结果发现，体质指数（BMI）每增加 5 kg/m²，食管腺癌的发生率增加52％，具体发生机制未定论。有研究认为肥胖可通过增加食管反流性疾病及 Barrett 食管的发生，从而增加食管腺癌的发生率，因为 Barrett's 食管是食管腺癌的化生前体。然而，其他研究认为肥胖引起的食管腺癌发生率增高与反流性疾病无关。虽然机制尚未清楚，但两者的联系应引起我们的重视。

（2）肥胖与乳腺癌：在欧洲，尽管近年来乳腺癌死亡率下降，但仍然每年有约 100 万名妇女为新发病例。肥胖对于绝经后妇女乳腺癌的发生、发展的促进作用已得到公认。肥胖对于乳腺癌的作用权重（6％～19％）相当于家庭遗传作用。据估计，体质指数每增加 1 kg/m²，乳腺癌的发生危险性增加3％；体重每增加 5 kg，绝经后妇女的乳腺癌相对发生率增加 1.08％；在美国，肥胖导致 20％的绝经后乳腺癌发生、50％的绝经后乳腺癌死亡。

（3）肥胖与子宫内膜癌：在进行的病例对照与队列研究结果显示，子宫体癌与肥胖关系十分确切。那些未曾使用停经后激素治疗的妇女，体重增加 25 千克或更多，则其子宫内膜癌发生危险比为 5.00（95% 可信区间 3.01～9.52）。因此，肥胖症或成年体重增加均与导致子宫内膜癌发生率显著增加有关。

（4）肥胖与结直肠癌、肾细胞癌：英国一所大学的癌症研究学院的研究结果发现，体质指数（BMI）的增加与结直肠癌危险之间存在相关性，但男性明显强于女性；从人种来看，不同地区（北美、欧洲和澳大利亚、亚太地区）研究所得出的结果基本相同，仅亚太人群 BMI 增加与乳腺癌之间的相关性更强（包括绝经前和绝经后乳腺癌）。病例对照与队列研究的结果一致，而且男性发病率的增高大于女性。有研究推测腰/臀比的改变可能是引起结直肠癌发病率性别差异的原因，但尚无大规模的研究数据证实这种猜想。肥胖对于肾细胞癌的作用机制不明，还需要大规模的研究数据去证实。但研究资料显示在女性中，肥胖确实可引起肾细胞癌发病率增高。

（5）与肥胖有一定关系的癌症：肥胖可使胰腺癌形成的危险性增加 2 倍。肥胖患者的肝细胞癌发病率增加，但还未证实危险性的增加程度有多大。肥胖还增加贲门癌的发病率，最可能与肥胖引起的 Barrett 食管化生有关。少数研究认为肥胖可能与增加卵巢癌、宫颈癌、结缔组织癌及淋巴瘤有关。还需要进行更多的流行病学研究，以期全面地认识肥胖与这些癌症的关系。

另有研究证实肥胖与肺癌呈负相关，这种负相关作用可能与吸烟的并发症有关，吸烟是肺癌发生的首要因素之一，肥胖减少肺癌发生与吸烟患者体质指数下降有关。绝经前肥胖者其乳腺癌发生率降低；人们推测，这些妇女无排卵性周期减少其雌激素水平，从而降低乳腺癌的发生。

由此可见，肥胖可增加多种肿瘤患病危险，肥胖有赶超吸烟,成为致癌首发因素的趋势。因此为了我们的身体健康,大家都应该改掉生活中的坏习惯,抛弃垃圾食品,多到户外进行运动。

肥胖的诊断标准

肥胖的判别方法有哪些

判断一个人是否肥胖有很多办法。一类是直接测定体内脂肪含量,比如通过 CT、磁共振等方法直接测量身体内的脂肪含量。根据测得的结果男性脂肪含量超过 25%,女性超过 30% 就可以考虑为肥胖了,但是这种方法比较麻烦,同时检查费用较高,一般情况下不用这种直接测定体内脂肪含量的方法。另一类是间接估测法,常用方法有:

(1)目测估计法:通过肚脐水平测量自己的腰围,如果腰围超过胸围就要考虑肥胖;平卧时如果腹部的高度超过了胸骨的高度可考虑肥胖。

(2)皮肤褶厚度测定法:一般选取上臂后面的皮肤,以手指将皮肤提起,测定皮肤两侧间的厚度,目前认为男性超过 51 mm,女性超过 70 mm 就考虑肥胖了。

(3)腰围测定法:腰围是反映脂肪总量和脂肪分布的重要指标,测量的方法是:被测者站立,双脚分开 25～30 cm,使体重均匀分配,测量通过腋中线肋缘与髂前上棘间的中点的距离,将测量尺紧贴软组织,但不能压迫,测量值精确到 0.1 cm。简单的测定腰围,男性腰围＞90 cm,女性腰围＞80 cm 时就考虑为肥胖了,这种肥胖被称为是腹型肥胖,而这种肥胖的人往往比较容易发生糖尿病及心血管疾病。

(4)腰臀比值计算法:就是常说的腰臀比,就是先测量臀围和腰围的尺寸,再用腰围数字除以臀围数字,得到比值就是腰臀比。腰围的测量方法前面已经介绍了。臀围的测量方法为:两腿并拢直立,测量经臀部最隆起的部位测得的距离,皮尺不能太紧或太松。研究发现臀围较大的人发生心脏疾病的危险性越低,特别是在女性患者中。腰臀比反映了一个人身体脂肪的分布情况,该比值越大,说明脂肪主要分布在腹部,这种人就比较容易发生高血脂、糖尿病、高血压及冠心病等疾病。目前认为腰臀比大于 0.9(男)或 0.8(女)时可考虑为腹型肥胖,这个比值大于 1.0(男)及 0.9(女)时,肥胖带来的并发症就比较明显了。

(5)计算理想体重法:理想体重(kg)=〔身高(cm)-100〕×0.9;或理想体重(kg)=身高(cm)-105。

超过理想体重的 20% 为超重,超过 30% 为轻度肥胖,超过 40% 为中度肥胖,超过 50% 为重度肥胖,而儿童的理想体重的计算方法则不能用这种方法,目前认为婴儿和儿童体重标准为:婴儿(1~6 个月):出生体重(g)+月龄× 600 = 标准体重(g);婴儿(7~12 个月):出生体重(g)+月龄×500 = 标准体重(g);1 岁以上幼儿:年龄×2+8 = 标准体重(kg)。

(6)计算体质指数判断肥胖:这种方法是目前比较最常用的方法,体质指数,简称 BMI = 体重/身高^2,这里体重的单位是千克(kg),身高的单位为米(m),所以,BMI 的单位应该是 kg/m^2。成年男性的正常 BMI 一般在 20~25 之间;成年女性正常 BMI 一般在 20~24 之间。

(7)理想体重表法:很多国家通过大规模的调查和测

量,计算出不同性别、不同年龄及不同身高的理想体重值,制定出相应理想体重表,建立这样的表对判断一个人是否真有肥胖比用公式计算要更接近实际,然而我国目前尚无这样的理想体重表。

以上各种方法都是间接地估计是否存在肥胖,比较粗糙,其中体质指数(BMI)是目前认为相对比较好的方法,研究发现 BMI 与肥胖相关的并发症的相关性比较一致,因此计算 BMI 的方法是目前比较通用的方法。而儿童应采用理想体重表来判断是否肥胖则更为理想。

目前肥胖的诊断标准有哪些

目前肥胖的诊断标准有很多,然而目前关于肥胖的诊断标准还没有统一,比较常用的有世界卫生组织(WHO)肥胖诊断标准,亚太地区肥胖诊断标准,以及针对儿童的儿童肥胖诊断标准。由于不同地区的人种不同,身高及体质的差异,不同的诊断标准之间略有差异。

(1) WHO 肥胖诊断标准:WHO 在 1997 年主张用体质指数(BMI)来作为衡量一个人是否肥胖的指标,建议 BMI≥25 考虑为超重,BMI≥30 诊断为肥胖。再根据 BMI 的大小分为轻度肥胖,中度肥胖及重度肥胖。然而,这个体重标准是根据欧美白人为基准制定的,对亚洲人不一定适用。

(2) 亚洲标准:亚洲人体型偏小,用 BMI<25 作为正常的体重标准来衡量,就不一定适合。比如:研究发现在日本人中,当 BMI 为 24.9 时,肥胖相关的并发症如高血压的危险已经增加 3 倍;在美国的日本人中,BMI>23 时肥胖相关的心血管病风险就开始明显增加;在香港地区的研究发现,BMI 在 23.7 时肥胖相关的各种并发症发生情况最低,BMI再高时肥胖相关的并发症便开始上升,这说明,体质指数正常上限24.9的世界标准,对亚洲人来说显然过高。那么,亚洲人的肥胖标准应该是多少?专家们认为,BMI在18.5~22.9时为正常水平,BMI>23为超重,BMI>25为肥胖。

(3)中国标准:我国专家认为,中国人虽属亚洲人种,但是我国人的肥胖有自己的特点,应制定中国人自己的肥胖诊断标准,一项针对中国人的调查研究表明,BMI>22.6的中国人,其平均血压、血糖、三酰甘油(甘油三酯)水平都较BMI<22.6的人高,而有益于人体的高密度脂蛋白-胆固醇水平却低,这种血压、血糖、三酰甘油水平的升高及高密度脂蛋白-胆固醇水平的降低都是由肥胖引起的。因此我们认为中国人种较小的BMI值就可引起肥胖相关并发症的发生率明显增加,2004年制定的《中国成人超重和肥胖症预防和控制指南》中规定,中国人的BMI在18.5~23.9kg/m² 之间为正常,在24.0~27.9 kg/m² 之间为超重,≥28.0 kg/m² 及以上为肥胖。

中国人肥胖的另一特点就是"肚子大",就是我们常说的腹型肥胖,腹型肥胖比例大是中国人肥胖的特点和潜在危险,国人体质指数超过25的比例明显小于欧美人,但腹型肥胖的比例比欧美人大。医学研究认为,腹型肥胖的危害更大,腹型肥胖的人更容易发生肥胖相关的并发症,如高血压、高血糖、高血脂、心脏病等。有一项关于中国人的研究发现体质指数正常或不很高的人,若腹围男性>101 cm,女性>89 cm,或腰围/臀围比值男性>0.9,女性>0.85的腹型肥胖者,其危害与体质指数高者一样大,因此《中国成人超重和肥胖症预防和控制指南》中规定男性腰围≥90 cm,女性腰围≥80 cm时可诊断为中心性肥胖。由于中国人群中腹型肥胖比例较高的特点,在中国人群中诊断肥胖时也应考虑腹围情况。

很多国家通过大规模的流行病学调查和实地测量,计算出不同性别、不同年龄及不同身高的理想体重表,这样的表显示各国各地区之间相似人群的理想体重也有差别。建立这样的表对判断一个人是否真有肥胖比用公式计算要更接近实际,但是我国目前尚无这样的理想体重表。

还有一些情况在判断自己是否有肥胖时应予注意,即有些人骨骼比较粗重或肌肉比较发达,按公式计算可能已达肥胖标准,但实际上体内脂肪含量并不高。另外,脂肪分布有时并不平均,如有一种被称为是"库欣综合征"的肥胖,这种患者多表现为躯干部,包括肚子、脸部及胸背部等脂肪多,而四肢较细,这种人体质指数不一定很高,二头肌及三头肌皮肤褶厚度也不一定超过正常,因此针对具体的情况要区别对待。

儿童肥胖的诊断与成人的标准一样吗

上面的这些肥胖的诊断标准都是针对成人的,而对儿童来说这些标准并不适合。由于小孩子生长发育的特点,世界卫生组织(WHO)及国内外相关专家根据儿童生长发育的特点制定了儿童相关的肥胖诊断标准,然而目前的诊断标准尚不统一,目前国内外常采用的指标主要有以下几种:

(1)身高标准体重法:是 WHO 推荐的方法之一,并认为是评价 10 岁以下儿童肥胖的最好指标。这种方法是以身高为标准,采用同一身高人群的第 80 百分位数作为该身高人群的标准体重。当超过该标准体重的 20%~29% 为轻度肥胖,30%～49%为中度肥胖,50%以上为重度肥胖。但是对于 10 岁以上的儿童,身体形态指标和身体成分发生较大变化,身高和体重的变化很大,这种方法就不适用了。

(2) 体质指数(BMI)法: BMI 的算法与成年人的 BMI 的算法一致,目前被认为是诊断 10 岁以上儿童肥胖的较好的指标。但是由于儿童处于身高发育时期,身体成分的构成与年龄、性别等密切相关,因此,成年人诊断肥胖的 BMI 范围不适用于儿童,而 WHO 建议采用年龄—性别—BMI 评价青少年超重及肥胖情况。当 BMI＞同年龄、同性别的第95 百分位数时可诊断为肥胖;BMI 位于第 85～95 百分位数时为超重。同时 WHO 建议使用 BMI 诊断肥胖时可联合其他指标,如年龄—皮褶厚度百分位曲线,WHO 规定若BMI≥第 85 百分位,同时肱三头肌皮褶厚度和肩胛下皮褶厚度≥90百分位,则定义为肥胖。然而,目前关于儿童标准性别—年龄—BMI 标准存在明显地域差别,与该地区经济发展水平及儿童发育特点密切相关,判断儿童是否肥胖时要根据当地的具体 BMI 标准判定。

此外,还有其他一些儿童肥胖判断的方法,如皮肤褶厚度测定、总体脂肪测定等,这些方法或者误差较大、不能客观地判断是否是肥胖;或者价格昂贵及有安全性问题,目前尚不能作为诊断肥胖的主要方法,多作为专业人员进行专业研究或作为 BMI 法及标准体重法的辅助方法。

什么叫腹型肥胖

腹型肥胖又称中心性肥胖或苹果型肥胖,也就是我们常说的"啤酒肚"、"将军肚",在医学上称为内脏性肥胖,主要是腹部脂肪和内脏脂肪的增多,常见于中年男性和女性,由于这种肥胖的脂肪主要分布在内脏，因而这种肥胖的危害更大，可引起高血脂、高血压、糖尿病、冠心病等并发症，在女性更容易引起内分泌紊乱，如月经失调和停经等。腹型肥胖是一种病态肥胖和需要迫切处理的肥胖，但却往往因为这类肥胖的患者年龄偏大，无形象的需求而加以忽视，长时间的腹型肥胖常常引起严重的健康问题。

腹型肥胖的指标与检查方法有哪些

诊断腹型肥胖的标准分为间接估测法和直接测定法。目前常用的间接估测法包括腰围、腰臀比及前后高。腰围为通过腋中线肋缘与髂前上棘间的中点的距离；臀围为经臀部最隆起的部位测得的距离；腰围/臀围就是腰臀比。前后高可用专门设计的卡尺测量，也可简单地让患者躺在长的水平板上，在相当于前髂棘水平处的腹部放置一个气泡乙醇（酒精）水准仪，从气泡酒精水准仪到长水平板的距离即为前后高。

目前诊断腹型肥胖直接方法是影像技术，这种方法能更精准地判定皮下脂肪与内脏脂肪的比例，而这种比例能更精确地判定肥胖的危害。计算机 X 线断层摄影术（CT）可进行全身脂肪定量。特别是根据脐水平的断层像求得皮下脂肪面积（S）和内脏脂肪面积（V），进行脂肪分布的判定。磁共振成像（MRI）类似于 CT。超声波法也可以测定脂肪分布，判定腹型肥胖。方法为让被测者取仰卧位，沿剑突到脐的正中线进行纵行超声波扫描，测得腹膜前脂肪的最大厚度（P_{max}）和腹壁皮下脂肪的最小厚度（S_{min}），利用其比值 P_{max}/S_{min} 作为腹壁脂肪指数（abdominal wall fat index，AFI）来判定脂肪分布，从而判断内脏脂肪与皮下脂肪的分布。

腹型肥胖的判定标准是什么

根据不同的判定方法,肥胖的判定标准也不同。目前认为腰围＞90 cm(男)或 80 cm(女),前后高＞25 cm,腰臀比＞0.9(男)或 0.8(女),就可以诊断为腹型肥胖了。再根据内脏脂肪面积(V)/皮下脂肪面积(S)将腹型肥胖分为内脏脂肪型肥胖(V/S≥0.4)皮下脂肪型肥胖(V/S＜0.4)。腹壁脂肪指数(AFI)同 CT 求得的 V/S 相关;男性 AFI 在1.0 以上,女性在 0.7 以上即可判定为内脏脂肪型肥胖。

什么叫高三酰甘油血症腰

高三酰甘油(甘油三酯)血症腰是一种形象的说法,是加拿大学者于 2002 年在心血管大会上作报告时提出的一个概念,他们发现在中年男性中,当腰围＞90 cm,三酰甘油＞2 mmol/L时胰岛素抵抗的发生率明显升高,因此他们提出了高三酰甘油血症腰的改变,这个概念反映了腹型肥胖的危害,腹型肥胖患者更容易发生胰岛素抵抗,胰岛素抵抗是糖尿病前期的一种表现。这个概念的提出为早期预防和发现糖尿病及高脂血症提供了信号。因此,如果你的腰围已经超过 90 cm 的话,最好去医院检查一下胰岛功能及血糖情况,这样可以尽早地发现与预防糖尿病及高脂血症的发生。

"新三围"指哪些

现在流行的"三围"的概念已经发生变化,现在的新三围包括颈围、腰围及臀围,新三围的概念反映了人们对健康的重视,因为新三围的大小与健康密切相关。关于腰围和臀围与健康的关系前面已经讲过了。颈围的测量是将皮尺在颈前放在喉结的地方,后面放在第7颈椎,也就是低头时颈椎最突出的地方。目前研究发现,颈围大的人容易发生阻塞性睡眠呼吸暂停综合征、心血管疾病等肥胖的并发症。目前认为正常颈围在男性不超过 38 cm,女性不超过 35 cm,如果超过这个水平就要考虑肥胖了,你发生冠心病、高血压、糖尿病及阻塞性睡眠呼吸暂停综合征的机会明显增加。因此,新三围目前应该作为肥胖,尤其是中心性肥胖的重要指标。

肥胖的分类

肥胖的病因非常复杂,除了人们熟悉并且十分常见的饮食过多、运动过少外,还有其他多种因素共同参与,从而造成了肥胖,也即肥胖的病因及分类多种多样。根据肥胖的病因可分为单纯性肥胖(原发性肥胖)和继发性肥胖;根据肥胖有无伴发疾病可分为良性肥胖和病态肥胖(也称为恶性肥胖);从肥胖的年龄来分还可以分为青少年肥胖、青春期肥胖、成年人肥胖。这些肥胖的发病原因不同,引起的后果也不同,治疗起来要区别对待,治疗效果也各有差异。但从诊断学角度看,我们可以将肥胖大致分为两类:继发性肥胖和单纯性肥胖。

什么叫继发性肥胖

继发性肥胖,是由于其他已知的疾病,也就是某种疾病引起的肥胖,也称为症状性肥胖,这种肥胖比较少见,但很多种疾病可以导致这种肥胖,即引起这种肥胖的病因很多。

∽ 继发性肥胖如何诊断 ∾

临床上诊断单纯性肥胖需要排除继发性肥胖病,而继发性肥胖病因复杂,各种分泌激素的器官相互联系,给诊断带来困难,故对于肥胖病因的诊断一定要仔细,必要时采取动态观察、密切随访。继发性肥胖病可考虑做下述检查:

(1)相关病史,临床表现,体格检查。

(2)X线、磁共振等影像学检查,明确各腺体有无明显破坏及站位等病变。

(3)检查下丘脑、垂体及各腺体分泌的激素水平,由于激素受昼夜节律、饮食、运动等多种因素影响,故需要多次检查,寻求准确性。

∽ 什么叫单纯性肥胖 ∾

找不出确切病因,排除了单个疾病引起的,我们称之为单纯性肥胖,这种肥胖也就是人们常说的"肥胖",是最多见的。发病率占所有肥胖的 95% 左右。临床表现为皮下脂肪丰满,分布比较均匀,身体脂肪积聚以乳部、腹部、臀部及肩部为显著,腹部皮肤出现白纹、粉红色或紫纹,四肢肥胖,尤以上臂和臀部明显。无内分泌紊乱和代谢障碍性疾病。

虽然症状性肥胖比较少见,但我们在诊断肥胖的时候,首先就要清楚患者的肥胖是不是有确切的疾病引起,若没有找到症状性肥胖的诊断依据,我们才可以考虑该患者的肥胖为单纯性肥胖。

根据肥胖发生的年龄、体重增加的速度、脂肪的分布部位等因素的差异，我们将单纯性肥胖分为两种：体质性肥胖和获得性肥胖。

～ 单纯性肥胖如何诊断 ～

单纯性肥胖病为人们常见的肥胖，但诊断为单纯性肥胖病必须具备以下条件才能确诊，主要包括：

（1）病史、体检和实验室检查可排除其他已知疾病引起的肥胖（继发性肥胖）。

（2）实测体重超过标准体重的 20% 以上，脂肪百分率超过 30%，体质指数超过 24。

～ 单纯性肥胖常见体型有哪些 ～

获得性肥胖患者的体形多种多样。日常中我们也经常根据患者的体型来对肥胖进行分类，较常见的有以下两种类型：

（1）梨型体型：这种体型的患者脂肪主要集中在下半身，与梨子形状相似，故称之为梨型身材。身材特征：下半身比上半身结实，上半身细瘦，赘肉主要集中在臀部以及大腿。女性朋友中特别是怀孕后妇女较为多见，故有人也称之为雌性型肥胖。

（2）苹果型体型：该体型的患者脂肪主要集中在腰部、背部等上半身，双下肢可以纤细。也即人们常说的"啤酒肚"、"游泳圈"等。这种体型较为常见，主要为运动减少，多见于长期从事办公室工作的人群。女性腰围＞80 cm，男性大于 90 cm。腰围/臀围＞1.0。这种肥胖多见于 40 岁以上人群,男性中的肥胖多数属此类,故人们亦称之为雄性型肥胖。科学研究发现此种体型的人,患糖尿病、高血压、高血脂、冠心病等疾病的发生率远远高于正常人及梨型体型肥胖的人。

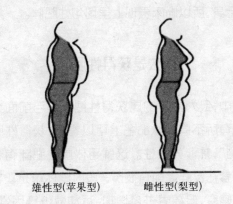

雄性型(苹果型)　　　雌性型(梨型)

什么是体质性肥胖

　　体质性肥胖多为先天性肥胖,多为儿童期或幼儿期即出现超重或肥胖。患者从小体形偏胖,初期患者的饮食及运动较同龄人无明显差别,但随着身体越来越肥胖,负担也随之增加,运动较前减少,出现体内脂肪不断增加。这种肥胖究其原因主要是因为体内物质代谢较慢,物质合成的速度大于分解的速度。很多这样的肥胖患者多自嘲"喝水也能长胖",吃得少,但代谢慢,吸收合成脂肪多。许多研究证明肥胖者并没有比正常人摄入更多热量,但体重仍然会增加,推测可能是肥胖人群的热量消耗比正常人减少。热量的消耗是一个非常复杂的过程,受许多因素的影响如基础代谢率,食物的热效应,体育锻炼和其他体力活动时热量的消耗,等等。已经发现每天总热量的消耗和休息时的代谢率有家族聚集倾向。科学研究表明遗传因素在体质性肥胖患者中占据重要位置。也就是我们常说的父母肥胖，孩子多数不会纤瘦，除了共同的生活方式以外，基因遗传起了很大的作用。所以多数体质性肥胖患者身体的脂肪细胞大而多，遍布全身，所以临床表现上呈均匀性肥胖。

什么是获得性肥胖

肥胖中，最为常见的属获得性肥胖。与前面介绍的体质性肥胖有所不同。从命名上可以看出，获得性肥胖是后天"获得的"，并非先天性。这就与体质性肥胖有着不同的表现。患者在发胖之前有很长一段时间体重是正常的或者较同龄人偏瘦，但随着进食增加、运动减少等因素，体重逐渐增加，达到肥胖的标准。脂肪集聚过多的部位如腹部及大腿根部可出现紫色或白色条纹。这种肥胖多由于我们生活方式的改变引起。具体原因包括饮食过量、运动不足、压力过大、作息不规律、过量饮酒等。该类肥胖者的饮食中以甜食、油炸食品、富含碳水化合物居多。爱吃薯片、碳酸饮料等零食，平素喜甜食、荤菜。另外，现代生活节奏快，工作压力大，外面就餐、应酬较多，晚睡晚起，作息规律紊乱，也都容易引起肥胖。

肥胖症

的

治疗

姓名 Name　　　　　　　　性别 Sex　　　年龄 Age

住址 Address

电话 Tel

住院号 Hospitalization Number

X 光号 X-ray Number

CT 或 MRI 号 CT or MRI Number

药物过敏史 History of Drug Allergy

肥胖的治疗主要包括哪些方面

主要包括饮食治疗、运动治疗、药物治疗、手术治疗、心理治疗等。药物治疗有很多不良反应，目前临床上原来应用的药物多已不用，手术治疗主要限于有适应证的患者，不是所有的患者都可应用，因此单纯性肥胖的治疗主要是采用饮食疗法和运动疗法，推荐低热量饮食和合理的有氧消耗性运动，并辅以必要的生活方式调整和心理治疗，这是减轻体重的最佳方案。

肥胖的饮食营养治疗原则是什么

饮食治疗首先要掌握以下原则：饮食和运动相结合，持之以恒不间断，营养搭配不偏。肥胖患者多有食欲亢进、多食善饥、便秘、腹胀等消化系统症状，常伴有糖尿病、脂肪肝、冠心病、胆石症等疾病，使得单纯的饮食治疗常收不到良好的效果，只有辅以恰当的运动治疗，才能使饮食治疗的效果达到最大化，饮食和运动相结合的治疗还能对肥胖的某些并发症如糖尿病、脂肪肝等有良好的治疗作用，如果不增加体力活动而只是一味地控制摄入饮食中的热量，患者则将不可避免地要长期忍受十分严重的饥饿之苦，以及其他心理上的负担。同时可能会发生较多的组织蛋白的丢失，对机体健康造成不良影响。再则，原已较低的基础代谢率将会变得更低，以至于对体质带来更为有害的不良反应。因此，往往单纯的饮食减肥难于坚持下去，治疗也就难免以失败而告终。肥胖的治疗要持之以恒，长期地控制热量摄入和增加热量消耗，彻底纠正热量高代谢状况，才能达到理想的治疗效果,不能坚持、怕麻烦是很多患者治疗失败的一个重要原因;必要时要辅以心理治疗,向患者讲明只要坚持营养治疗,体重是可以减下来的。有时一个人治疗很难坚持,可以采用团队的形式一起治疗,多个患者可以在一起交流心得、体会等,并采用奖惩分明的激励手段,形成一种良好的氛围和养成健康的习惯。还要注意的是饮食治疗的过程中要合理搭配营养素,不能偏食,否则,可能导致营养素的摄入不全,引起新的疾病。目前常用的饮食治疗方法包括:改变热量吸收状态,不平衡的低热量饮食,全部禁食及调节性禁食法,均衡低热量饮食法,超低热量饮食,改变摄食行为等方法。

饮食治疗主要包括哪些方面

饮食治疗主要包括以下几个方面: ① 合理控制热量,每日的热量摄入要达到负平衡,即摄入的热量要少于消耗的能量;② 限制脂肪、糖类(碳水化合物)及食盐和嘌呤的摄入;③ 保证饮食有足够的维生素和矿物质的供应;④ 合理的烹调方法及规律的餐次。

如何合理控制热量

合理控制热量就是要根据目前的体重、身高、标准体重,制定合适的食谱,限制每日的总热量,使每日摄入的总热量低于机体实际消耗热量,循序渐进,逐步降低,直至体重恢复到正常水平。一般说来,对于成年肥胖患者,可以每月逐步减肥 0.5~1.0 kg 为目标,即与正常供给量相比,每天少供给热量 523~1 046 kJ(125~250 kcal)的标准来确定其每日三餐饮食的供热量。而对成年中度以上的肥胖者，鉴于其潜在肥胖的趋势较大，且常有食欲亢进及贪食含热量高的食物，同时因肥胖限制体力活动，使热量消耗又进一步下降，形成了恶性循环，以致肥胖的趋势往往难于遏止。为了打破这种格局，必须严格限制热量，可以每周减少体重 0.5～1.0 kg，每天热量减少 2 301.2～4 602.4 kJ（550～1 100 kcal）为宜，并应适当从严控制。

饮食治疗时如何限制脂肪摄入量及摄入种类

由于饮食脂肪具有很高的热量密度，易于导致机体热量摄入超标，尤其是在限制碳水化合物供给的情况下。过多的脂肪摄入还会引起酮症，这就要求在限制饮食热量供给的时候，必须将饮食脂肪的供给量也加以限制，尤其是需限制动物性脂肪。此外，因饮食脂肪具有较强的饱腻作用，能使食欲下降，为使饮食含热量较低而耐饿性较强，则又不可对饮食脂肪限制得过于苛刻。所以，肥胖者饮食脂肪的供热量以控制在占饮食总热量的 25%～30% 为妥，任何过高或过低的脂肪供给都不可取。至于饮食胆固醇的供给量则与正常要求相同，通常每人每天少于 300 mg 为宜。

生酮高脂肪低碳水化合物饮食是否真的有益

多年来，国外曾经流行过多种生酮高脂肪低碳水化合物饮食，诸如好莱坞明星膳、梅澳膳、美国滑雪队膳及嗜酒者膳等。肥胖者在采用这些饮食的初期，均可使体重明显下降,而使人误认为是减肥有效;但这只不过是迷人的假象,这种体重减轻是由早期酮症所引起的大量水-盐从尿中排出结果。正因为这样,最终不仅都不能达到所预期目的,而且还会导致高脂血症与动脉硬化的发生与发展;或者由于机体水分和电解质的过多流失,导致体位性低血压、疲乏、肌无力和心律失常;或者因酮症发展与肌肉组织损耗所致体内尿酸滞留,而导致高尿酸血症、痛风、骨质疏松症或肾结石;或者由于整个代谢性内环境的严重紊乱,使肾脏和大脑招致损伤,尤其是可使肾病患者的肾代偿功能进一步失调,甚至导致死亡,目前已不提倡这种极端的治疗方法。

～如何限制糖类摄入～

糖类(碳水化合物)饱腹感低,并可快速刺激胰岛素的分泌,增加食欲和促进脂肪的合成。中度以上肥胖者可有食欲亢进。低热量饮食中碳水化合物比值仍按正常或高于正常要求给予,则患者难以接受。此外,为防止酮症和出现负氮平衡,碳水化合物供给应控制在占总热量 40%～55%为宜。碳水化合物在体内能转变为脂肪,尤其是肥胖者摄入简单糖后,更容易以脂肪的形式沉积。因此,应尽量少吃或不吃含简单糖食品,如蔗糖、麦芽糖、果糖、蜜饯及甜点心等。食物纤维可不加限制,以每人每天食物纤维供给量不低于 12 g 为宜。

～蛋白质是否摄入越多越好～

肥胖就是热量摄入超标的结果,过多热量无论来自何种能源物质,都可引起肥胖,食物蛋白当然也不例外。同时,严格限制饮食热量供给,高蛋白质营养过度还会导致肝、肾功能损害,故饮食蛋白质供给不宜过高。对于采用低能饮食的中度以上肥胖者,其食物蛋白质的供给量当控制在占饮食总热量的20%~30%,即每4 184 kJ(1 000 kcal)供给蛋白质50~75 g为宜。其次,应选用高生物效价蛋白,如牛奶、鱼、鸡、鸡蛋清、瘦肉等。

饮食治疗有哪些需要注意的方面

饮食治疗还要注意以下几个方面:首先,必须保证饮食有足够而平衡的维生素和矿物质供应。为此,食物必须大众化、多样化,多进食蔬菜,蔬菜中含有丰富维生素,且热量低,并有饱腹感,切勿迷信时髦减肥食品,并切忌偏食。只要含热量低、来源分配得当,而且营养平衡,那么任何普通饮食都可成为良好的减肥饮食。其次,还要限制食盐和嘌呤的摄入量,食盐能引起口渴和刺激食欲,并能增加体重。多食不利于肥胖症治疗,故每天摄入食盐为3~5克为宜。嘌呤可增进食欲,加重肝、肾代谢负担,故对含高嘌呤的动物内脏应加以限制,如肝、心、肾等。第三,在烹调方法上,宜采用蒸、煮、烧、氽、烤等烹调方法,忌用油煎、炸的方法,煎炸食物含脂肪较多,并刺激食欲,不利于治疗。进食餐次应因人而异,通常为三餐,当然能增加次数更好。

住院的成年肥胖患者 如何控制热量摄入

临床实践表明,住院的成年人,中度以上的肥胖者,当

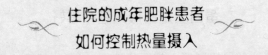

其每天饮食供热量超过 1 500 kcal 时,一般往往无效。故其热量限制常从 1 500 kcal 开始,以后再酌情逐步降至 1 300 kcal 与 1 000 kcal。下面分别就 1 500 kcal、1 300 kcal、1 000 kcal 3 种热量供给的治疗饮食的食谱,按每日三餐加一次点心的要求举例如下,以供参考(1 kcal = 4.184 kJ)。食谱中的瘦肉也可以用禽肉和鱼类代替。

每日 1 500 kcal 减肥治疗饮食参考食谱

早餐:淡豆浆(豆浆 250 g)

烤馒头片(馒头 35 g)　卤猪肝(猪肝 50 g)

点心:麦麸饼干 20 g　荷叶茶适量

中餐:米饭(标二粳米 100 g)

炒胡萝卜片(胡萝卜 100 g、菜油 5 g)

酱牛肉(牛肉 50 g)

拌豆芽(绿豆芽 100 g、麻油 3 g)

菜汤(小白菜 100 g、虾皮 10 g)

晚餐:米饭(标二粳米 70 g)

笋干烧肉(猪瘦肉 40 g、笋干 25 g、菜油 4 g)

芹菜炒豆干(芹菜 100 g、豆腐干 30 g、菜油 4 g)

菜汤(菠菜 100 g)

总热量　1 499.4 kcal	氮:热量 1∶120.92
蛋白质　77.5 g(20.7%)	脂肪　46.2 g(27.7%)
碳水化合物 193.4 g(51.6%)	食物纤维　7.8 g
胆固醇　307 mg	钙 714 mg
铁 45.9 mg	维生素 A 2 477 μg
维生素 B_1 1.39 mg	维生素 B_2 1.85 mg
维生素 PP 26.5 mg	维生素 C 96 mg

每日 1 300 kcal 减肥治疗饮食参考食谱

早餐：米粥(标二粳米 10 g)　烤面包片(面包 35 g)

　　　煮黄豆(黄豆 50 g)

点心：麦麸饼干 20 g　菊花茶适量

中餐：米饭(标二粳米 60 g)

　　　猪肝炒洋葱(猪肝 50 g、洋葱 200 g、菜油 4 g)

　　　拌豆腐(豆腐 100 g、麻油 2 g)

　　　菜汤(冬瓜 40 g、海带 5 g)

晚餐：米饭(标二粳米 50 g)

　　　莴笋炒肉片(莴笋 100 g、猪瘦肉 40 g、菜油 3 g)

　　　拌豆芽(绿豆芽 160 g、麻油 2 g)

　　　菜汤(小白菜 100 g)

总热量	1 299.2 kcal	氮：热量	1：124.54
蛋白质	65.2 g(20.1%)	脂肪	40.8 g(28.3%)
碳水化合物	167.8 g(51.7%)	食物纤维	10.6 g
胆固醇	214 mg	钙	778 mg
铁	31.8 mg	维生素　A	1 541 μg
维生素　B_1	1.49 mg	维生素　B_2	1.69 mg
维生素　PP	20.6 mg	维生素 C	79 mg

每日 1 000 kcal 减肥治疗饮食参考食谱

早餐：淡豆浆(豆浆 250 g)　　　蒸南瓜(南瓜 300 g)

点心：麦麸饼干 20 g　　　　　绿茶适量

中餐：豆米饭(标二粳米 35 g、青豆 25 g)

　　　汤类(小白菜 100 g、虾皮 5 g)

空心菜炒豆干(空心菜100 g、豆腐干35 g、菜油3 g)

黄瓜炒肉片(黄瓜125 g、猪瘦肉30 g 菜油3 g)

晚餐：豆米粥(标二粳米20 g、赤豆12 g)

卤猪肝(猪肝50 g)

拌三丝(豆腐干25 g、海带10 g、西瓜皮150 g、麻油3 g)

总热量 997.4 kcal	氮：热量1：100.1
蛋白质 63.3 g(25.4％)	脂肪 31.8 g(28.7％)
碳水化合物 114.5 g(45.9％)	食物纤维 10 g
胆固醇 238 mg	钙 798 mg
铁 54.5 mg	维生素 A 2 069 μg
维生素 B_1 1.08 mg	维生素 B_2 1.73 mg
维生素 PP 18.3 mg	维生素 C 134 mg

低脂肪高纤维减肥饮食参考食谱

第1次：燕麦片75 g　富强粉50 g　鸡蛋50 g

茭白125 g　豆油10 g　盐2 g

第2次：粳米125 g　洋葱150 g　豆干60 g

豌豆苗120 g　冬笋180 g　豆油15 g

盐2 g

第3次：粳米125 g　芹菜150 g　带鱼120 g

木耳20 g　黄瓜150 g　豆油10 g

盐2 g

总热量 2 223.2 kcal　　氮：热量 1：149.93

P/S 比值 2.18　　　　碳水化合物 332.7 g(59.8%)

蛋白质 92.6 g(16.6%)　脂肪 57.9 g(23.4%)

动物蛋白 27.6 g(29.8%)　豆类蛋白 13.4 g(14.5%)

胆固醇 383.7 mg　　　食物纤维 21.6 g

钠 2 112.7 mg　　　　钾 3 309.6 mg

维生素 A 1 246.1 μg　　维生素 C 145.1 mg

维生素 E 57.8 mg

非住院肥胖患者如何控制热量摄入

对于非住院患者,特别是轻度肥胖者,通常无需另拟食谱,而只需根据饮食治疗原则,在原有饮食的基础上,首先严格控制零食、糖果和酒类,然后再逐步适当减少饭量,或其他高碳水化合物类食品和油脂的供给量,并适当增加体力活动即可。

由上可知,对于处在平衡稳定阶段的轻度肥胖者,为使其每月能稳步减肥 0.5~1.0 kg,除了严格限制零食、糖果、酒类外,只需要在原来的基础上,每天减少 25 g 粮食和增加 15~20 分钟慢跑活动即可。对于处于向上发展阶段的轻度肥胖者,假设其平均每月增加体脂 0.25 kg,相当于摄入超标 1 880 kcal,那么每天还需再减少摄入或增加消耗 62.68 kcal 热量,亦即相当于再减少摄入 18 g 粮食或 7 ml 食油,或者再增加 36 分钟散步或 14 分钟快走。

改变热量吸收状态的
常用方法有哪些

使人体对热量吸收处于不完全的状态,是降低体内脂肪重量的一种方法。可以选用实际上不能为人体吸收的脂肪代用品,如多聚蔗糖是一种制品,可以在饮食中代替脂肪,但不产生热量。过氟酰溴化物是合成的惰性化合物,可以覆盖在胃肠道的表面而阻止吸收;也有天然食物中的大分子物质制剂,如糖苷酶抑制剂,可以抑制碳水化合物的水解。但是这几种制剂的效果都不甚理想,且有一定的不良反应,因而没有被人们所接受。

目前认为最好的
饮食治疗方案是什么

均衡低热量饮食法是目前认为最好的饮食治疗方案。该方案在设计上以中等度的热量供给,如 4 602.4～5 020.8 kJ(1 100～1 200 kcal),即可照顾到常量及微量营养素的供给。因而这种饮食可以持续食用几个月,而不需要额外的补充营养物质。在这个设计上,蛋白质的比例适当提高,每天 60 g,可占总热量 25%且为高生物效价蛋白质,碳水化合物为 20%,脂肪占 20%。这种饮食有足够的脂溶性维生素及必需脂肪酸。因为有一定的碳水化合物存在,故有抗生酮作用。若饮食的总热量在 418.4 kJ(100 kcal)以下,应供给维生素及矿物质的补充剂。即使每天总热量减少,也不应少于 4 184 kJ(1 000 kcal);同时必需在医师的严密监督下减体重。在这种饮食的食物组成中,应包括五类食物,即肉、禽、鱼类及其代用物,以及奶及其奶制品,还应包括谷类及其制品,蔬菜和水果、豆制品、烹调油。因为这种饮食可在一个较长时间内达到减重效果,故该饮食有较好的接受性,不会太刺激食欲,也不会压抑进食的兴趣,食物要适合患者的口味与习惯。同时应该有耐心和说服力。

如何改变摄食行为

改变人们胖是福的看法很重要,认识肥胖的不良后果,包括影响活动、引起疾病及缩短寿命。患者有了正确的认识,才有可能改变饮食行为。避免零食,进食时应端坐在餐桌旁,细嚼慢咽,集中精神在进食上,不看电视及书报类。此外,不狼吞虎咽地进食也很重要。应定时、定餐,选择食物时,应将高热量食物改为低热量食物。如果减重者自觉和自制,其效果会很好。如与有同一志愿减肥的肥胖者共同进食,可增加减肥的效果。但是减低体重不在于当时,或是在控制饮食的开始,因为在体重降低的初期,有相当一部分的水被排出。减重的重要效果在于维持所达到的成果。

如何预防肥胖

预防肥胖比治疗更易奏效,更有意义。关键在于及早采取措施以防患于未然,并养成习惯持之以恒。最根本的预防措施是适当控制进食量,自觉避免高碳水化合物、高脂肪饮食,经常进行体力活动和锻炼,并持之以恒。预防肥胖应从婴幼儿开始,哺乳期婴儿提倡母乳喂养,孩子稍大后,培养爱活动、不吃零食、不暴食等良好的生活及饮食习惯。

中年后机体热量需要随着年龄的增长而减少,与青年时期相比,40～60岁应减少5%～10%,60岁以上减少20%,大于70岁者则减少30%。随着年龄的增长应及时调整日常饮食与作息,避免体内热量过剩,以预防肥胖。定时测量体重,按标准体重进行评价。

对孕妇加强营养教育,适当进行体力活动,不单纯为控制体重而限制饮食。孕妇每天至少应摄入125.5 kJ(30 kcal)热量,方可合理利用摄入的蛋白质。正常孕妇在妊娠全过程体重增加约在11 kg左右最为理想,产科并发症最低。妊娠初3个月仅增加0.35～0.4 kg,妊娠4～6个月间所增体重,主要为孕妇部分,妊娠7～9个月间所增体重主要为胎儿部分;在11 kg中约10%为脂肪。如孕期体重增加过多,可致胎儿及母亲肥胖。生后6周至6个月小儿体重增长速度,可作为学龄期是否肥胖的预测指标之一。文献报道,出生3个月内体重增加3 kg以上的婴儿,5～15岁间将显著肥胖,生后母乳喂养,适当推迟添加固体辅食实际时间,通常生后4个月内不加,均有助于预防婴儿肥胖。随着我国经济逐渐富裕,独生子女比例的增长,应进一步加强营养卫生知识的宣教,使学龄前儿童建立平衡饮食的良好饮食习惯。

常用减肥食物有哪些

其实,没有真正的减肥食物,只是有些食物含能量较低,不容易引起肥胖而已,如五谷杂粮吸收缓慢,并含多种成分及纤维素,促进代谢;水果含水分较多,帮助稀释血液成分,含糖分较少等;蔬菜类食物含有丰富的纤维素,可促进肠道蠕动,保持大便通畅,同时具有低脂、低碳水化合物的特点,可提供丰富的矿物质,有些蔬菜还具有利尿作用,故具有良好的减肥作用,主要包括:黄瓜、冬瓜、南瓜、丝瓜、葫芦、萝卜、大白菜、小白菜、芹菜、菠菜、苋菜、莴苣、竹笋、扁豆、豆芽、茭白、番茄,其他如绿豆、玉米、豆腐等。但要记住,任何食物都是含能量的,吃多了不会减肥,反而会增加体重。所谓的减肥食品,不是有一定的药物成分,就是含人体难以吸收的成分,不可能长期作为食物来服用,也不可能坚持终生。

肥胖者为什么要进行运动治疗, 运动治疗有哪些好处

机体代谢率低,能量消耗不足是持续肥胖的基础,因此,运动治疗对于肥胖者尤为重要。运动治疗有许多益处:增加能量消耗,减轻体重,减少体脂含量,增加肌肉成分,增加心肺适应性,减少心血管病危险因素,改善胰岛素敏感性,增强自我舒适感,是最基本、最有效和不良反应最少的治疗方式,而且可以陪伴终生并易于人体健康和其他疾病的康复和治疗。

运动结合少量限制热量 饮食具有哪些好处

极限运动如果不辅以健康合理的饮食,会产生许多不利作用,如运动引起的营养和维生素缺乏,脂肪含量减少和肌肉关节的损伤,及机体代谢紊乱引起的乳酸蓄积,饥饿所致的酮症,严重的可引起贫血甚至神经功能异常,与单纯的极低热量饮食治疗相比,运动结合少量限制热量饮食容易

执行和坚持,可改善心脏血管及呼吸功能,较少发生营养缺乏情况,可保持或增加身体肌肉含量,减少体脂含量,增高高密度脂蛋白-胆固醇(HDL－C)水平,增加胰岛素敏感性,改善生理及精神状态,使肌肉韧带力量改善。

如何确定减轻体重的运动量

减轻体重的运动量常根据要减轻的体重数量及速度决定。很多学者提出每周减轻体重 1 磅(0.45 kg)较适宜;每周减轻体重 2 磅(0.9 kg)在医学上是可能接受的,但不宜超过,即相当于每日亏空 500～1 000 kcal,每周累计的热量短缺量为 3 500～7 000 kcal。具体措施可在 1 周内进行3～5 次运动,每次运动持续 20～30 分钟,运动强度可采取最大吸氧量的 50%～85%或最大心率的 60%～70%,此种运动量被认为是刺激体脂消耗的"阈值",即每周运动的热量消耗量至少达到 900 kcal。

如何选择合适的运动方式和内容

肥胖者因体重超重过多时,在运动中关节承受的压力大、移动困难、不稳定性及对热的耐受差等原因使运动受限。因此,对肥胖者参加运动的内容、方式及运动量掌握等方面需个别对待。

提倡采用动力型、大肌肉群参与的有氧运动,动力型有氧运动如走路、跑步、游泳、自行车等项;行走和跑步虽都具有方便易行的优点,但也具有耗时间、枯燥及下肢负担重等缺点。坐位或卧位骑自行车的运动中,下肢因不着地使膝关节的负担轻,且可调节运动量并在室内进行,但需要设备且有坐久或卧久后的体位不适,还有固定体位运动的热传导差及枯燥等问题。国内近年来流行的舞蹈锻炼是一种良好的运动,配合音乐跳舞时不枯燥、老少皆宜,但集体进行时的运动强度不可能适宜于每个参加者。此外,还应注意预防在较硬的地面上运动,以免造成足和膝外伤。提倡在水中进行运动。水中运动是减体脂的好方式,因水有浮力,使关节负担减轻,水中的静水压力作用于体表可使中心血容量增加。人在水中运动时体热容易消除。水中运动除游泳外,已发展到在水中行走、跑步、跳跃、踢水、水中球类游戏等多种运动。研究表明,在水中活动时人的中心血容量可增高 700 ml,中心静脉压增加 12～18 mmHg,心排血量及每搏量增加 25% 或更多,还可改善左心室功能,改善有氧运动能力,被认为是康复医疗和减肥运动有发展前途的一种运动方式。为了简化和推广运动减肥,可把不同的运动内容和方式进行编排和搭配,将达到一定数量的能量消耗的运动处方输入电脑,供减肥者使用。运动的内容应以能引起减体重者的兴趣和长期坚持进行安排。对于儿童运动减肥时尤其应注意树立对完成运动的信心,并注意安全运动和创造良好的运动设施条件。

减肥药主要包括哪些种类

(1)食欲抑制药:如拟儿茶酚胺(CA)类药物,拟 5-羟色胺类的药物,同时影响儿茶酚胺和 5-羟色胺类的药物,以及其他影响食欲的药物如阿片受体阻滞剂。

(2)增加能量消耗的药物:如中枢兴奋药,β_3肾上腺素能受体激动剂。

(3)激素类药物:如甲状腺激素,同化激素类,生长激素,胰岛素样生长因子(IGF - 1)。

(4) 抑制肠道消化吸收的药物：如脂肪酶抑制剂、α 葡萄糖苷酶抑制剂、双胍类药物。

(5) 其他治疗肥胖的药物：如胰岛素增敏剂,肥胖基因产物,植物减肥药,羟基硼烷胺。

但目前在全球范围内正式获准临床应用的抗肥胖药物主要包括 2 种去甲肾上腺素能药物盐酸芬特明和盐酸安非拉酮,及一种脂肪酶抑制剂奥利司他。其他兼有减重作用的降糖药物,如二甲双胍可作为肥胖的 2 型糖尿病患者的首选药物。

影响中枢儿茶酚胺类的药物为什么可以减轻体重

这类药物主要包括苯丙胺及其类似物,包括甲苯丙胺、苄甲苯丙胺、安非拉酮、右苯丙胺和苯丁胺等,这类药物可促进中枢去甲肾上腺素和多巴胺的释放,阻断神经末梢对去甲肾上腺素的再摄取,增加突触间隙的去甲肾上腺素及多巴胺的含量,从而产生拟似儿茶酚胺类递质的作用,即拟交感作用,兴奋中枢交感神经系统,抑制觅食行为,减少食物摄入,使体重减轻。本类药物使体重减轻的效果确切,服用 3~6 个月后大多数患者体重可下降 4~8 kg,不良反应主要是导致中枢神经系统的兴奋,表现为易激动、失眠、头晕、头痛、心率及血压升高;胃肠道不良反应有恶心、呕吐、腹泻;出汗增加;可产生欣快感,具有成瘾性。苯丙胺为最早使用的食欲抑制药,但其不良反应大,疗效又不优于目前发展的一些食欲抑制药,目前国外已禁止将苯丙胺作为食物抑制药使用,本类药物最常用的为安非拉酮。

影响中枢5-羟色胺类的药物
为什么可以减轻体重

　　主要包括芬氟拉明、右芬氟拉明及抗抑郁药物中的氟西汀等。这类药物可促进5-羟色胺的释放，并抑制其再摄取，提高突触间隙5-羟色胺的含量，从而抑制食欲，减轻体重。此类药物还能增加外周组织对胰岛素的敏感性，促进肌肉等组织对葡萄糖的摄取利用，并对脂质代谢有显著的影响，可降低血清中的总胆固醇、三酰甘油（甘油三酯）、低密度脂蛋白-胆固醇含量，增加高密度脂蛋白的水平。该类药物还可促进生长激素的释放，而生长激素具有促进脂肪分解的作用，有利于降低体重。不良反应有胃肠道反应、头晕、乏力、口干、抑郁等。药物的依赖性小。拟5-羟色胺作用的食欲抑制药不刺激交感神经活性，无拟儿茶酚胺样的作用，因此不具有中枢兴奋作用，适用于伴有高血压、冠心病、糖尿病、高血脂的肥胖患者。

同时影响儿茶酚胺和5-羟色胺类
的药物为什么可以减轻体重

　　这类药物有吲哚类及其衍生物，如吗吲哚及环咪唑吲哚，主要抑制去甲肾上腺素的再摄取，也有一定的促进去甲肾上腺素释放的作用，同时可影响5-羟色胺的代谢，抑制5-羟色胺的再摄取，增加突触间隙5-羟色胺的含量，抑制下丘脑饱食中枢。这类药物尚可刺激β受体，促进肌肉、脂肪组织对葡萄糖的利用，降低血清中胆固醇及三酰甘油（甘油三酯）的含量。但此类药物可导致兴奋、失眠、出汗、恶心、便秘等，严重的高血压及冠心病、心律失常患者不宜使用。吗吲哚不产生欣快感，因此，很少会有药物依赖性。1997年被美国食品与药物管理局（FDA）批准的西布曲明（sibutramine）可同时抑制去甲肾上腺素及5-羟色胺的再摄取，降低血清三酰甘油、总胆固醇与低密度脂蛋白-胆固醇，同时提高高密度脂蛋白-胆固醇，但该药亦可升高血压，不利于合并有心血管疾病的患者。

中枢兴奋性减肥药
为什么可以减轻体重

如麻黄碱、茶碱、咖啡因等。该类药物能刺激脂肪氧化、增加能量消耗，由于其兴奋中枢神经系统，实际上也可发挥抑制食欲的作用。但往往需要较大的剂量才能达到减肥效果。有实验研究认为麻黄碱能有效促进儿茶酚胺类递质释放，并兴奋肾上腺素能受体，促进产热。咖啡因具有促进脂肪分解、增加热生成、减轻体重的作用。这些作用是通过拮抗腺苷受体实现的。但对咖啡因敏感的患者容易产生焦虑、兴奋、失眠等不良反应，有心肌缺血性疾病的患者应慎用。咖啡因可阻断腺苷受体，与麻黄碱合用具有协同作用。

β_3肾上腺素能受体激动剂
的减肥机制是什么

选择性的β_3肾上腺素能受体激动剂，能增加白色脂肪组织的脂解作用和棕色脂肪组织的热生成作用，从而降低脂肪的储积。这类药物能增加脂肪动员和能量消耗而不像

β_1、β_2受体激动剂那样增加血糖水平,不良反应很少,因此全世界曾一度掀起了开发研究 β_3 肾上腺素能受体激动剂的热潮。目前已开发出的药物对治疗啮齿类动物的肥胖很有效,但对人类的疗效很弱。其原因为 β_3 受体结构存在着显著的种属差异,且人体 β_3 受体激动剂大多数选择性不高。

甲状腺激素减轻体重的机制是什么

甲状腺激素可促进能量代谢使体重下降,但只有在大剂量时才有明确的减肥作用,但大剂量应用甲状腺素可损害心血管系统,并加速蛋白质分解,可能引起肌病和骨软化,因此美国食品与药品管理局(FDA)已正式提出,在甲状腺药物的标签上必须注明"不可用于减肥治疗"。但近年有学者重新评价了甲状腺激素在肥胖治疗中的价值,认为功能性的甲状腺功能减退或者三碘甲状腺原氨酸(T_3)抵抗可能是肥胖的早期表现,因为肥胖鼠脂类分解所需甲状腺激素的量为非肥胖鼠的 5~10 倍。有人提出可采用低剂量 T_3(如 60 $\mu g/d$)治疗肥胖,此时机体蛋白质的分解并未显著增加。

同化激素类药物减轻体重
的机制是什么

如苯丙酸诺龙等可通过消耗脂肪减轻体重,并增加蛋白质的合成。脱氢表雄酮可以增加代谢率、减少脂肪合成及沉积,增加蛋白质的合成,并可影响甲状腺激素的释放,从而减轻体重。但雄激素只能用于先天性和后天激素缺乏引起的脂肪组织过多,在儿童还会引起骨骺提前愈合,成人引起骨质疏松,一定要在医生指导下用于特殊肥胖患者。

生长激素减轻体重的机制是什么

生长激素对人类脂肪组织的发育具有重要作用,尤其是年龄在 20 岁之前的青年人。生长激素可抑制脂肪合成,促进脂肪分解,并加强肾上腺素的促进脂肪分解作用。儿童及成人的生长激素缺乏均可导致肥胖,因此生长激素在这类肥胖的治疗中具有很好的疗效。还有人将生长激素用于单纯性肥胖尤其是儿童肥胖的治疗,但其有效的减肥剂量尚无定论。澳大利亚研究小组发现一种生长激素类似物,命名为 AOD9401,一方面特异性地增强脂肪分解酶的活性,促进脂解;另一方面,又直接抑制脂肪积聚,从而达到减肥效果,动物实验尚没有发现潜在的毒副作用,是迄今为止较为理想的减肥药物。

胰岛素样生长因子-Ⅰ减轻体重的机制是什么

研究发现,该因子缺乏可导致肥胖及轻度高脂血症,例如在 Laron 综合征(一种遗传性生长激素受体分子缺陷造成的生长激素受体失活的综合征)的患者,这类患者由于生长激素受体缺陷,循环血中生长激素异常升高,而胰岛素样生长因子-1(IGF-1)水平很低。给这类患者每天皮下注射 $50\sim150\ \mu g/kg$ 的重组胰岛素样生长因子,可显著减少患者皮下脂肪的含量,并降低血清胆固醇的含量,同时体重增加(由于肌肉及骨骼的含量增加所致)。胰岛素样生长因子-1可直接增加脂肪分解代谢,并可降低胰岛素抵抗患者的血中胰岛素水平,增加胰岛素敏感性,这可能是其降低机体脂肪含量的原因。

脂肪酶抑制剂的减肥机制是什么

肠道脂肪酶抑制剂奥利司他（orlistat 赛尼可）可抑制脂肪酶的作用，而脂肪酶可将脂肪分子分解成较小的可吸收的三酰甘油（甘油三酯），奥利司他抑制该酶从而减少脂肪的吸收。当采取较为平衡、热量稍低的饮食方式时，奥利司他能抑制大约 30％摄入脂肪的吸收。该药尚可明显降低肥胖患者血清中总胆固醇及低密度脂蛋白-胆固醇的含量，改善高密度脂蛋白与低密度脂蛋白的比例。奥利司他具有较好的耐受性。但该类药物可影响脂溶性维生素的吸收，造成脂溶性维生素缺乏，故长期应用受到一定的限制。近期临床研究还发现，奥利司他对伴有糖尿病的肥胖患者具有减低血糖的效果。

葡萄糖苷酶抑制剂能减轻体重吗

葡萄糖苷酶抑制剂阿卡波糖在小肠中可竞争性地抑制葡萄糖苷酶，降低多糖及双糖分解生成葡萄糖，从而降低碳水化合物的吸收，降低餐后血糖及血浆胰岛素水平，可在一定程度上减轻体重。但由于分解吸收的障碍，糖类在小肠被细菌酵解产气增多，可引起肠胀气、腹痛、腹泻等，个别患者亦可出现低血糖反应。

有哪些影响肠道吸收的药物
可以减轻体重吗

如苏-氯柠檬酸及其衍生物可抑制胃排空，从而影响消化吸收，并通过增加饱胀感而减少食物摄入。食用纤维中含有多糖、木质素、半纤维素、树脂和藻酸盐，可延长胃排空时间，减少营养成分的吸收，并可影响胃肠道激素的释放，增加排便等，从而产生减肥作用。

双胍类药物的减肥机制是什么

双胍类药物如二甲双胍是目前临床上最常用的治疗 2 型糖尿病的药物，由于其具有调节多重代谢紊乱的功能，现在也在临床上用于有代谢异常的肥胖患者，如非酒精性脂肪肝、多囊卵巢综合征及一些高胰岛素血症患者，它的主要作用机制目前仍不完全明了，可通过调节肠道对糖的吸收，降低肝糖输出、肝脏糖原的合成，周围组织对糖的利用、调节脂肪组织和肌肉组织对胰岛素敏感性等环节来达到减重的目的。

噻唑烷二酮类药物能减轻体重吗

噻唑烷二酮类为一类新型的治疗糖尿病药物，属于胰岛素增敏剂，目前临床上常用的主要有吡格列酮、罗格列酮，可增加肌肉和脂肪组织对胰岛素的敏感性，在降低血糖的同时，可降低血清胰岛素水平，改善脂质代谢，降低血中三酰甘油（甘油三酯）及游离脂肪酸水平，降低极低密度脂蛋白-胆固醇（VLDL - C）、低密度脂蛋白-胆固醇（LDL - C），促进脂肪氧化，对肥胖的糖尿病患者及单纯性肥胖患者均有辅助减肥作用，并可减少其发生心血管疾病的危险性，对具有胰岛素抵抗的肥胖患者也能产生一定的减肥作用。但该类药物在临床上可引起水肿，所以在部分患者可增加体重,并使心脏负担加重,故仅用于肥胖伴严重胰岛素抵抗的患者。

什么是肉毒碱

肉毒碱是人与动物体内与脂肪代谢有关的化合物,可作为载体将长链脂肪酸从线粒体膜外转运到膜内促进脂肪氧化。肉毒碱是一种重要的食品营养强化剂,适量服用对人体无害。研究表明,补充外源性的肉毒碱可调节人体内的脂肪代谢,减少体内多余的脂肪,减轻体重。但多数肥胖患者本身并不缺乏肉毒碱,故无明显的减重作用。

常用的中药减肥药有哪些

传统中药中具有减肥作用的药物有麻黄、山楂、大黄等,另外,植物减肥药还有茶叶、可可等。

植物减肥药的作用机制各不相同:如麻黄、茶叶等可通过兴奋中枢、增加饱感或增加能量消耗等达到减肥目的;山楂可降低血脂、减少脂肪利用;大黄可使小鼠胃开始排空时间延长,摄食减少,肠内容物移动速度加快,引起腹泻,减少脂肪吸收,同时作用于脂肪细胞,引起局灶性脂肪溶解;大黄尚具有降低血脂和血压的作用;可可通过增加饱感、减少胃肠道消化液的量,提高热量的生成等减轻体重。脂必妥为有效的降血脂药,可显著降低血清三酰甘油(甘油三酯)及低密度脂蛋白-胆固醇,升高高密度脂蛋白-胆固醇,其有效成分是红曲,近年来有报道用脂必妥治疗单纯性的肥胖症,收到良好的效果,其减肥作用可能与减少脂肪吸收有关。目前国内应用的一些减肥茶以多种中药成分合制而成,具有一定的减肥作用,不良反应较少。

～ 减肥药物的应用原则是什么 ～

药物减肥为肥胖治疗的辅助手段,不应以此作为主要手段,一般只在严重的肥胖症时再给予药物治疗。从理论上讲各种减肥药都具有不良反应,长期应用会造成人体对药物的依赖性。药物并不能改变造成肥胖的行为特征及环境因素,因此在选择药物治疗时应权衡利弊。

(1)用药时机:食欲抑制药可用于成年肥胖者及经过选择的青少年肥胖者。在经饮食限制、运动及行为疗法后仍未充分收效时,可以选用这类药物。食欲抑制药可使饥饿感减低,体重迅速降低。在综合治疗中,如果经调整剂量或已使用了最大耐受量的食欲抑制药达3～4周而体重仍未明显减轻,则应停止该类药物的治疗;如果体重继续降低,则可再持续应用一段时间。

(2)用药的持续时间:有人主张食欲抑制药只能在饮食控制等效果不佳时短期应用,但亦有人认为食欲抑制药可以较长时间使用,以保持减肥疗效,防止体重回升,将作用机制不同的食欲抑制药合用可以增加疗效,如将小剂量的苯丁胺与芬氟拉明合用,可减少耐受性的发生,增强疗效而不良反应减少,可连续应用半年左右。芬氟拉明服用1年仍能保持疗效。但长期应用吗吲哚可导致高胰岛素血症,长期治疗时效果降低。食欲抑制药长期治疗究竟应持续多久尚无定论,多数患者可在12～24周内达到减肥目的,此后可在必要时(如节假日食品丰富时)间断服药以保持疗效。把握适当时机用药可减少肥胖治疗时体重波动,停药时能否保持减肥效果,还需依其他综合因素而定。

(3) 联合用药：大多数有效减肥药均有不同程度的不良反应，大剂量应用时，尤其容易发生。将作用机制不同的药物合用，可以增强减肥疗效，减少药物用量，减少不良反应的发生率。例如将食欲抑制药芬氟拉明与苯丁胺合用，由于其对觅食行为的影响机制不同，前者通过增强 5－羟色胺系统，后者通过增强儿茶酚胺类作用产生食欲抑制，两者合用时各药剂量减少，但食欲抑制作用增强，减肥疗效不亚于其中任何一种的足量应用，而不良反应减少。

长期应用吗吲哚可导致高胰岛素血症，故长期使用时疗效降低，若合用胰岛素增敏剂如曲格列酮、二甲双胍等则可纠正吗吲哚的不良影响，增强疗效。

麻黄碱与咖啡因合用，由于后者可以阻断突触前膜腺苷 A1 受体，因而阻断 A1 受体对内源性去甲肾上腺素释放的抑制，故可增强麻黄碱的食欲抑制作用，同时咖啡因又可阻断 A1 受体脂肪分解的抑制作用，增加脂肪分解，故合用可显著降低肥胖患者的体重。

中药减肥药与小剂量食欲抑制药合用如大黄片与小剂量芬氟拉明每日 10～20 mg 合用，可降低不良反应的发生率，亦能达到良好的减肥效果。

(4) 特殊人群用药：青少年正处于生长发育阶段，对其减肥的治疗必须经过严格筛选才能用药，并且必须进行严密的用药监护。有研究认为，芬氟拉明、吗吲哚、生长激素及小剂量的甲状腺激素治疗儿童肥胖一般不影响其生长发育。妊娠期和哺乳期间禁用食欲抑制药，因可能影响胎儿发育及幼儿成长，其他减肥药也不推荐使用。对老年人减肥如一定要用药物治疗要选用安全有效的药物，剂量不宜大，体重减轻要缓慢，不宜过快。

(5) 不良反应与选药：绝大多数的食欲抑制药及增加

能量消耗的减肥药都可以产生不同程度的中枢神经系统兴奋作用,表现出易激惹症状、失眠、欣快感等。易感者及长期用药者可发生依赖性,造成滥用,成瘾者突然停药会出现戒断症状,尤以苯丙胺易成瘾,故苯丙胺和含有苯丙胺的复合制剂不可用于减肥,其他易产生依赖的苯丙胺类食欲抑制药如苄非他明(benzphetamine)、甲苯丙胺(methamphetamine)只宜作为二线药物用于减肥。

芬氟拉明主要作用于5-羟色胺而非儿茶酚胺,故不良反应主要表现为镇静作用,可造成抑郁症,大剂量则可产生兴奋作用,长期用药后突然停药可造成严重的抑郁,故用本品不能以间断疗程的方式给药。

食欲抑制药及增加能量消耗的中枢兴奋药、甲状腺激素等,兴奋交感神经系统可产生口干、瞳孔放大、视力模糊、头晕、心动过速、血压升高、心律失常、出汗等,故高血压、心绞痛、甲状腺功能亢进症患者不宜应用。使用吗吲哚及常用剂量的芬氟拉明,上述不良反应的发生率较低。一般患者在应用上述减肥药出现明确体重减轻时,可以伴随有血压下降,易感者则可出现血压升高及心动过速。

(6)药物的相互作用:从理论上说大多数食欲抑制药都能促使肾上腺素能神经元释放去甲肾上腺素和多巴胺,并能阻止这些递质被神经末梢再摄取,引起血压升高,并影响降压药的作用。但常用量的食欲抑制药对一般降压药作用的干扰无明显的临床意义。尽管如此,在治疗最初的4~6周内仍应每周监测血压。

抑制食欲的药物与单胺氧化酶抑制剂合用,由于后者抑制内源性儿茶酚胺的氧化失活,加强这类递质的作用,故可致高血压危象,因此2周内应用过任何单胺氧化酶抑制剂的患者禁用食欲抑制药。

同时服用碱性药物可增加食欲抑制药的血浆药物浓度,尿液酸化剂则可使血药浓度下降。

什么是神经性贪食和暴食症

神经性贪食是一种进食障碍,特征为反复出现难以自制的摄食欲望及暴食行为,暴食后因担心肥胖,常采取引吐、导泻、禁食等极端措施。其患者群主要是女性,发病年龄多在 18～20 岁。男性少见。此病可与神经性厌食交替出现,两者可能具有相似的病理心理机制及性别、年龄分布。

什么是神经性厌食

神经性厌食与神经性贪食相反,表现为持续的食欲减退,无休止地减轻体重,惧怕体重增加,患者自我体像判断障碍,尽管体重已严重减轻,还是认为自己太胖。患者多否认自己有病,拒绝治疗。此病多见于 13～25 岁的女性青少年。在恢复期还会引起神经性厌食和暴食症,两种症状可同时或交替发生。

肥胖可导致的最常见的
心理障碍是什么

最常见的是社交恐惧症。患者过分关注自我形象,因为肥胖而自卑,和别人交往时怕被人瞧不起,缺乏自信,从而导致在社交或公开场合感到强烈恐惧或忧虑。适当的减肥有助于减轻或消除社交恐惧症。

抑郁症与肥胖有何关系

抑郁症是一种非常常见的心理障碍,既可伴有食欲减退而导致消瘦,也可因进食过多、活动减少引起肥胖。此外,肥胖和减肥失败也可以导致抑郁症。因此,减肥医师在指导肥胖患者减肥的同时治疗抑郁症,可以取得事半功倍的效果。

肥胖的外科治疗主要包括哪两个方面

一般来说,肥胖患者通过严格的饮食、运动和药物治疗后,仍未达到有效减轻体重目的,可以选用外科治疗方法。肥胖的外科治疗包括病态肥胖的外科治疗(胃肠道手术)和局部脂肪堆积的外科治疗(局部去脂术)。前者通过小肠短路术或胃成形术等方法,造成营养物质吸收障碍或限制饮食以达到减重及减轻并发症,后者通过切除或抽吸的方法去除局部堆积的脂肪改善形体外观。外科治疗常常具有较迅速见效的特点,但往往也存在并发症,甚至严重并发症,因此医患双方应充分认识不同手术的过程及并发症,并严格选择手术适应证,选用合适的手术方法。

哪些患者可以考虑外科治疗

中国肥胖病外科治疗指南(2007)建议以外科治疗肥胖病的关键即由单纯脂肪过剩引起的伴发病(代谢紊乱综合征)为选择患者的手术适应证,有以下(1)～(3)之一者,同时具备(4)~(7)情况的,可考虑行外科手术治疗。

(1)确认出现与单纯脂肪过剩相关的代谢紊乱综合征,如2型糖尿病、心血管疾病、脂肪肝、脂代谢紊乱、睡眠呼吸暂停综合征等,且预测减重可以有效治疗。

(2)腰围:男≥90 cm,女≥80 cm;血脂紊乱;三酰甘油(TG)≥1.70 mmol/L;和(或)空腹血高密度脂蛋白-胆固醇(HDL－C);男<0.9 mmol/L,女<1.0 mmol/L。

(3)连续5年以上稳定或稳定增加的体重,体质指数BMI≥32(应指患者正常情况下有确认记录的体重及当时的身高所计算的系数,而如怀孕后2年内等特殊情况不应作为挑选依据)。

(4)年龄16~65岁。65岁以上者,由于肥胖相关的并发症顽固且复杂,应根据术前各项检查权衡手术利弊,再决定手术与否。16岁以下青少年患者要综合考虑肥胖程度、对学习和生活的影响,以及是否有家族遗传性肥胖病史、本人意愿。

(5)经非手术治疗疗效不佳或不能耐受者。

(6)无乙醇(酒精)或药物依赖性,无严重的精神障碍、智力障碍。

(7)患者了解减肥手术方式,理解和接受手术潜在的并发症风险;理解术后生活方式、饮食习惯改变对术后恢复的重要性并有承受能力,能积极配合术后随访。

反之则不建议行手术治疗。

～❦ 什么是病态肥胖 ❦～

病态肥胖是指体重超过标准体重1倍,或超过正常体重45 kg,或体质指数(BMI)超过40 kg/m²,同时合并与肥胖密切相关并发症的严重肥胖症。体重为标准体重的225%,体质指数(BMI)超过 50 kg/m²,称为超级肥胖。病态肥胖因过多的脂肪堆积常合并多种并发症,而随着体重的减轻,其并发症减轻,甚至可以完全消失。

病态肥胖如何选择手术方式

20 世纪 60~70 年代开展的小肠旁路术是诱导全面的营养物质吸收障碍,术后体重减轻效果明显,但因常发生严重甚至威胁生命的并发症,目前不予推荐。目前较为成熟的手术有:限制食物摄入量的胃成形术;既限制食物摄入又诱导"倾倒综合征"的胃旁路手术。还有其他正在研究观察的手术,如:选择性消化及营养吸收障碍的胰胆旁路手术及腹腔镜手术等。

如何评价胃成形术

该手术是按垂直方向在胃小弯侧把胃缝合成约 15 ml容量的狭长胃小袋,以限制食物摄入量而达到减轻体重的目的。术后保留了胃十二指肠的延续,避免潜在性的微营养缺乏症,是目前较为流行的手术。术后 12 个月内体重逐渐下降,术后 2~3 年趋于稳定。1 年后体重稳定在术前超过标准体重部分的60%~70%水平。通常 3 年后能持续控制减轻体重的患者只有 38%左右。但术后一半以上患者常因不约束饮食习惯致体重回升,其总体减肥效果不如胃旁路术。胃成形术患者的手术死亡率为 0.3%左右,较常见的近期并发症有因进食过快引起的呕吐,远期并发症有微营养物质缺乏症(铁、锌、维生素 B_{12}、叶酸等),但并不多见。

如何评价胃旁路术

胃旁路术(Gastric Bypass,GB)也称 Roux Y 胃旁路术,是在胃底部形成一个容量为 20～30 ml 胃小囊,将 Roux Y 空肠近端襻与胃小囊吻合,在其 40～60 cm 下方作空肠-空肠吻合。该术式既限制了食物摄入量,又诱导食入碳水化合物后引起的"倾倒综合征",进一步限制"好食"患者的饮食习惯,从而使体重的减轻更加有效、持久。术后 1 年内,体重明显下降,术后 2～3 年体重维持在超过标准体重部分的 30% 水平。如按超过标准体重 45 kg 为病态肥胖标准的话,有 94% 的患者在术后 2 年内不再呈病态肥胖状态。据统计,15.1% 患者在术后 2～9 年内体重回升,其原因是部分患者想方设法多食、多餐高热量食物,或由于横行吻合钉脱落或重新开裂,食物从胃小囊排空加快所致。

尽管胃旁路术可获得较持久和有效的体重减轻,且无严重代谢障碍,其并发症却较胃成形术为多。胃旁路术近期的并发症包括:死亡率为 1.3% 左右,伤口问题最为常见,约 10% 小范围伤口感染,糖尿病患者中感染最多见。远期的并发症也较常见,包括:倾倒综合征、营养缺乏症等。另外如胃小囊扩张、吻合口太大、吻合钉脱落,常需再次手术修复。

胃成形术与胃旁路术各有哪些优缺点

胃成形术和胃旁路术各有优缺点,胃成形术虽体重减轻相对不多,体重容易回升,但手术简单,并发症少,在国外较为流行；胃旁路手术虽手术较复杂，并发症特别是营养缺乏症发生较多，但体重减轻持续有效，如果注意术后补充调整营养状态，可以获得安全有效的效果。选择何种手术，应根据外科医师的临床经验、患者的肥胖程度和饮食习惯，使医患达成共识。

胃成形术与胃旁路术比较

	胃 成 形 术	胃 旁 路 术
减肥机制	限制食物摄入	限制食物摄入及"倾倒综合征"
手术操作	较简单	较复杂
减肥效果	多数稳定在超过标准体重的65%	较多稳定在超过标准体重35%
再次增重	较多	较少
早期并发症	较少	较多
远期并发症	少	较多
营养缺乏症	较少	较多

还有哪些手术可用于病态肥胖的治疗

（1）胰胆旁路术：该手术主要用于治疗超级肥胖患者。胰胆旁路术除了通过胃大部切除限制食物摄入量外，还使食物未经过胰胆液及大部分小肠消化液的消化、吸收而进入回肠远端，造成选择性消化及营养吸收障碍而达到减肥目的。本术式是减肥手术中最有效的手术方法，体重减轻迅速、持久，大部分患者至少减轻超重部分的50%。与其他常见手术比较，该术式是不可逆转的，不能恢复原来胃肠的解剖连续，有许多潜在的并发症。手术并发症有贫血、蛋白质营养不良、脂溶性维生素（维生素 A、维生素 D、维生素 E 和维生素 K）缺乏症，铁、钙、维生素 B_{12} 吸收障碍，因此术后必须口服或非肠道给予这些维生素和矿物质。该术式尚需进一步研究观察。

（2）腹腔镜手术：腹腔镜手术为病态肥胖的外科治疗提供了一种创伤小的新途径，现在已成为常规的手术治疗肥胖的方法。

（3）胃内气囊放置术：1984年，Garren根据人工的胃石能产生饮食的饱满感，也能达到减少食物摄取目的，进行了胃内气囊放置术。在当时迅速被社会接受和广泛应用，几年内有几千个胃气囊放置胃内。后来因缺乏长期减肥效果观察，价格不合理（每年要花费7 000美元），并发症多（梗阻、溃疡、穿孔等），后来被美国食品与药物管理局（FDA）禁止使用。

外科手术减肥的手术禁忌证有哪些

主动滥用精神作用药物及精神病患者，为绝对禁忌证。另外，不能正确认识手术过程和手术效果，曾经有过严重抑郁症或自杀经历，也不适应进行手术治疗。对于下丘脑疾病引起的食欲亢进和不能控制进食的智障患者也不建议进行这类手术。

什么是局部祛脂术

肥胖患者的过多脂肪主要堆积在腹部、髂腰部、臀部、大腿内外侧、乳房、上臂内侧、小腿、下颏颈部等，脂肪在这些部位的堆积，造成局部膨起，轻者影响形体美，严重者因过多脂肪堆积，形成松垂状，如腹部呈"围裙状"畸形，造成工作及行动上的不便和生活中种种困难。对局部脂肪堆积症的外科治疗,主要有针对局部脂肪堆积膨起的脂肪抽吸术、局部皮肤脂肪松弛的皮肤脂肪切除术以及脂肪抽吸术联合皮肤脂肪切除术。

如何评价脂肪抽吸术

脂肪抽吸术是 20 世纪 80 年代发展起来的一种美容外科新技术,它是利用负压抽脂或超声碎脂,以祛除皮下过多的脂肪组织,从而改善和美化形体。并发症主要包括:血肿、淤斑、皮肤感觉减退、抽吸区凹凸不平、皮肤皱褶、感染、切口延期愈合、术中出血、肺脂肪栓塞等。

如何评价超声脂肪抽吸术

超声脂肪抽吸术,也称超声脂肪塑形术,由意大利人 Zocchi 于 1992 年首创,其原理是通过超声发生器将电能变为高频能,产生超过 16 kHz 的超声波。超声装置的工作范围在 20～40 kHz 之间。由于脂肪组织较疏松,黏合力差,超声波作用于脂肪组织发生理化及生物学效应,包括:① 微小的机械运动;② 形成空腔现象,系超声波膨胀循环产生的负压而出现的微小空腔;③ 热效应。肿胀液与 Klein 液不同的是,把 1 000 ml 生理盐水改为 500 ml 生理盐水加 500 ml 蒸馏水。在脂肪细胞极度肿胀的情况下,通过超声波的能量作用,有选择地液化脂肪细胞(碎脂),使脂肪细胞数量减少,对血管、神经组织无损伤,具有疗效确切、损伤轻微、失血量少、并发症少、术后恢复快等优点。但仍有以下缺点:① 效率太低,手术时间长;② 吸出的脂肪组织已被破坏,不能用作充填组织;③ 仪器价格昂贵。

超声吸指术的适应证与传统脂肪抽吸术相同。麻醉方法须用低渗性肿胀法。其手术操作类似吸管吸脂,不同的是将超声探头置入手术区域后,来回缓慢移动探头,进行碎脂。每碎一段时间,用低负压吸去治疗区的乳浊液,碎脂和吸引交替进行,至局部去脂满意。术毕放置引流管,覆盖敷料,弹力绷带加压包扎。

术后近期并发症中最主要的是局部积液,多为血清肿,经穿刺抽液,加压包扎处理即可;其次为伤口不愈。另外,皮肤轻度麻木和皮下硬块可在手术后 2～4 周消失,理疗有助于皮下硬块消退。皮肤凹凸不平、皮肤坏死等并发症很少发生。

如何评价皮肤脂肪切除术

皮肤脂肪切除术主要治疗局部皮肤脂肪松弛的肥胖患者。它通过切除局部松垂的皮肤脂肪,或同时紧缩深部筋膜组织,以矫正局部过度膨起,并可改善因肥胖引起工作、生活的不便。同部位的皮肤脂肪松垂,有腹部、臀部、上臂内侧等皮肤脂肪切除术。

上述的祛脂减肥方法只是祛除体内多余的脂肪组织,尤其是皮下脂肪组织,对脂肪异位分布引起的内脏肥胖无影响,对引起肥胖的病因也无治疗作用,所以,目前最有效的减肥手术也称为代谢性手术的是胃空肠吻合术,既可以减轻严重的肥胖,也用于治疗代谢紊乱引起的糖尿病。

特殊人群的 *肥胖*
及
处理

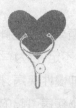

姓名 Name _____ 性别 Sex _____ 年龄 Age _____

住址 Address _____

电话 Tel _____

住院号 Hospitalization Number _____

X 光号 X-ray Number _____

CT 或 MRI 号 CT or MRI Number _____

药物过敏史 History of Drug Allergy _____

儿童单纯性肥胖症及小儿肥胖症的综合治疗

什么是儿童单纯性肥胖症

儿童单纯性肥胖症是与生活方式密切相关,以过度营养、运动不足、行为异常为特征的全身脂肪组织过度增生堆积的一种慢性疾病,排除先天遗传性或代谢性疾病及神经和内分泌疾病引起的继发性病理性肥胖,而是单纯由某种生活行为因素所造成的肥胖。

判断儿童肥胖的标准有以下几种:

(1)以身高与体重的比例计算方法:有体重/身高、体重/身高^2。

(2)直接以体重计。

根据世界卫生组织(WHO)制定的标准来判断:

体重超过同性别同身高标准体重的10%——超重儿;

体重超过同性别同身高标准体重的20%——轻度肥胖;

体重超过同性别同身高标准体重的30%——中度肥胖;

体重超过同性别同身高标准体重的50%——重度肥胖。

(3)按身高测体重:以同一性别小儿的身高为横轴,体重为纵轴作图,取其体重的第97、80、50、20及第3百分位数作5条曲线,同一身高小儿体重在第97百分位数以上者为肥胖。

(4)皮下脂肪测量:常用测定部位为左上臂三角肌中点,其次为肩胛骨下方(有人用脐周围,或以大腿前侧中点测量),测量后根据正常平均值判定肥胖程度,一般认为超过正常平均值的 2 个标准差为肥胖。

儿童单纯性肥胖的发病率有多少

儿童单纯性肥胖在不同国家、地区和民族之间有较大差异，一般在欧美发达国家中，肥胖症的发病率已高达 40％左右，发展中国家如巴西也高达 16.7％。1986～1996 年间我国全国单纯性肥胖症的总平均年增长率为 9.1％。我国在 1994 年对长春市具有代表性的 4 所小学 1～6 年级（7～12 岁）小学生 6 509 人次进行整群调查，其中男童 3 324 人次，女童 3 185 人次，肥胖检出率为 11.43％。男童为 14.38％，女童为 8.35％。北京儿童医院内分泌门诊的统计肥胖占 18.1％。逐年有上升趋势。

儿童期肥胖易发展为成人肥胖症，文献报道，10～13 岁肥胖男孩 72％变为肥胖成人，正常同龄男孩 31％发展为肥胖成人。肥胖不仅在儿童期对健康构成严重威胁，还将影响其成年后的健康，成为高血压、糖尿病、冠心病、胆石症、猝死、乳腺癌、子宫内膜癌、月经不调、痛风的诱因。

什么原因引起儿童肥胖

（1）不良饮食习惯、营养过剩：肥胖病的主要原因为过食，摄入的热量超过了消耗量，致使剩余的热量转化为脂肪而积聚于体内。有学者认为，肥胖也是一种与饮食行为密切相关的行为性疾病，进食的频率和次数，食物的选择和数量，烹调的方式等，都将影响热量的摄入量。肥胖儿童存在着许多易致肥胖的饮食行为特点，如进食速度快、狼吞虎咽、临睡前进食、看电视时进食以及非饥饿状态下因为视觉效应而进食等,爱喝甜饮料及爱吃甜点心也是肥胖儿童的特点之一。众多的不良饮食行为使肥胖儿童每日平均热量摄入量明显高于正常体重儿童。

(2)运动少:目前孩子的学习负担越来越重,加上父母对孩子较高的期望值,在正常学习之外,还要附加没有体力活动的音乐、字画之类的学习,这就是剥夺了孩子室外体力活动,更容易使过剩的热量转变为脂肪组织。再则,城市高层住宅的发展和现代小家庭结构,孩子有了自己活动房间,也促使孩子室外活动减少。现代科技的发展,使电视、游戏机等静止娱乐活动增加,更减少了孩子运动,有助于增加脂肪。孩子胖了就不爱运动,不爱运动更容易长脂肪,形成恶性循环。

(3)遗传因素:临床研究和动物实验证明,肥胖小儿往往有家族发病史,如果双亲均肥胖,其子女肥胖发生率可高达70%～80%;双亲之一肥胖,其子代为40%～50%发生肥胖。

(4)社会心理因素:孩子在学业上的超负荷,导致心理压力增加,产生紧张情绪。这会导致孩子过量进食来缓解紧张情绪。

(5)中枢神经摄食区域病变:中枢神经调节因素在正常人体存在精密的能量平衡调节功能,控制体重相对稳定。动物实验证明,机体的饥饿感与胃酸分泌、胃蠕动、血糖及血中氨基酸水平等有关,控制中枢在下丘脑腹外侧核,而饱满中枢在下丘脑的腹中央核。在下丘脑之上有更高级的食欲控制中枢。肥胖患者上述调节机制失衡,而致机体超过正常需求,摄入过多。

(6)其他诱因: ① 感染(尤其是轻度非细菌性炎症);② 使用空调;③ 高龄母亲的子女;④ 生活在受到污染的环

境中;⑤ 免疫因素。

儿童单纯性肥胖有什么特征

任何年龄小儿均可发生肥胖,但最常见于婴儿期,5~6岁和青春前期。

肥胖儿多数自幼食欲极佳,多食善饥,进食速度快、狼吞虎咽、临睡前进食、看电视时进食以及非饥饿状态下因为视觉效应而进食,爱喝甜饮料及爱吃甜点心等。外表和同龄儿比较高大肥胖,皮下脂肪分布均匀,面颊、乳部、肩部以及腹部较显著。四肢以大腿、上臂粗壮,手背厚,手指长而尖为特征。男孩因会阴部脂肪堆积将外生殖器遮盖,显得阴茎短小,常被误认为外生殖器发育不良,腹部皮肤可有紫色条纹,严重肥胖者在臀部外侧及大腿部皮肤也可见到同样紫纹。

肥胖儿骨龄发育较早,身高略高于同性别同年龄儿,肥胖儿的身高和年龄有关。一般认为 13~14 岁以后除个别发育仍高大外,大部分等于或略低于同性别同年龄健康儿。肥胖儿一般发育较早。少数男孩外生殖器小,青春期延迟,女孩外生殖器多无异常,月经不延迟。肥胖儿智力正常,但性格孤僻,有自卑感,不好动。

儿童单纯性肥胖会引起什么危害

(1)对心血管系统的影响:单纯性肥胖症儿童的收缩压、舒张压、心率明显高于正常儿,肥胖症机体脂肪组织大量增加,致使组织的血管床增多,血液循环量及心输出量增加,心脏负荷加重,左心肥厚,随着肥胖程度的加重,血压逐渐升高。肥胖患儿往往有肾上腺皮质分泌增加,机体有一定钠、水潴留,这就更增加了血液循环量,加剧了高血压。由于肥胖儿体脂增加后,相对内脏组织缺氧,加之神经传导功能障碍,窦房结功能不稳定,心脏收缩力和顺应性下降,这不仅影响了儿童期心脏功能,而且由于这种顺应性降低很难随体重下降而恢复,为成年后心脏疾患奠定了基础。

(2) 对呼吸系统的影响:肥胖者胸壁的顺应性和可动性减低,与瘦者相比需要更大的努力才能使吸气达到负压。在未做额外的努力时,潮气量减少,结果有 CO_2 储积和嗜睡。肥胖者长期持续血容量增加及高血压,可致左心室肥厚。25%肥胖者在安静时有肺动脉高压,50%患儿在运动时出现,当夜间出现呼吸暂停时肺动脉高压加重,重者导致右室肥厚及肺源性心脏病。肥胖婴儿肺换气不足可能是呼吸系统疾病发病率增加的原因。

(3) 对内分泌系统的影响

● 糖代谢紊乱:肥胖患儿家族中有糖尿病遗传基因者较易发生糖尿病。肥胖症糖耐量曲线呈高而延长的曲线。肥胖持续下去,胰岛素分泌增高,糖耐量逐渐下降,饭后 2 小时血糖高于正常,继之空腹血糖升高,先是饭后尿糖阳性,继之早晨空腹尿糖及 24 小时尿糖均阳性,成为明显糖尿病。

● 甲状腺功能:肥胖儿三碘甲状腺原氨酸(T_3)、甲状腺素(T_4)水平比正常儿降低,而促甲状腺释放激素(TSH)正常。说明甲状腺功能有所降低。可能是由于肥胖儿体内 β 内啡肽增强,抑止了 T_3、T_4 的分泌。最终可能引起甲状腺功能减低症,并影响到儿童的最终身高。

● 性腺功能:肥胖症儿童的睾酮、雌二醇水平比正常儿童明显增高,其中雌二醇水平增高最为明显。研究表明肥胖儿童的性发育较正常同龄儿成熟早,性激素含量高。

● 生长激素:肥胖儿童伴有血脂水平的增高,血中酮体与游离脂肪酸(FFA)生成的增加,对人体生长激素的分泌有强烈的抑制作用,使得肥胖儿童身高低于正常儿童。

(4)消化系统:近10年来许多学者认为单纯性肥胖者血总胆固醇、三酰甘油(甘油三酯)、低密度脂蛋白、载脂蛋白等升高与动脉粥样硬化的发生密切相关。研究发现,进入肝脏脂肪的量超过肝脏的酯化和氧化能力或肝脏合成低密度脂蛋白障碍,则肝脏合成的内源性三酰甘油就不能以脂蛋白形式进出肝脏,三酰甘油在肝细胞内外堆积,形成脂肪肝。儿童单纯性肥胖症伴有脂肪肝较为常见,尤多见于血脂升高者,且伴有血碱性磷酸酶(AKP)的升高,并可发展为肝纤维化和肝硬化。

(5)智力下降:在单纯性肥胖儿童中,大脑动脉收缩峰值血流速度、舒张期末血流速度和平均血流速度,明显低于正常非肥胖儿童;单纯性肥胖的儿童脑血流动力学发生改变,动脉血流速度减慢,单位时间内脑血流减少,从而引起脑组织缺氧,因此导致智力下降。

(6)儿童运动能力和应激反应能力低下:肥胖儿童的最大耐受时间、最大氧耗均低于正常儿童,有氧能力降低,使得肥胖儿童行动迟缓,进行体育活动时动作迟缓,降低运动能力。肥胖儿童由于身体反应迟钝,对各种应激反应能力低下,易于发生各种外伤、车祸等意外,易于发生骨折及严重的肢体受伤。

(7)导致心理问题:肥胖儿普遍由于体型变化产生自卑感,缺乏自信心,自我感觉差,自我评价低,不愿意参加集体活动,这对于开阔视野,增长见识,提高分析问题、解决问题的能力都是不利的,久而久之,会越来越不合群,而形成心理障碍,表现为焦虑、孤僻等。

诊断儿童肥胖需做哪些检查

（1）体重超过同性别、同年龄、同身高标准体重的20%以上,皮下脂肪测定按不同部位超过 2 个标准差者均为肥胖,可分轻度、中度、重度、极重度。美国肥胖预防与治疗指南推荐,采用体质指数(BMI)来诊断肥胖。

（2）为除外症状性肥胖症需做以下检查：① 血常规：嗜酸细胞计数(正常为 $50 \sim 300 / mm^3$),单纯性肥胖症无明显改变,肾上腺皮质功能亢进时明显减少；② 血糖测定：糖耐量试验,单纯性肥胖症正常,少数呈糖耐量下降；③ 血或尿游离皮质醇测定：单纯性肥胖儿正常或略高,皮质醇增多症显著增高,昼夜节律消失；④ 测定 24 小时尿 17 -羟类固醇及 17 -酮类固醇值：单纯性肥胖症正常或略高,皮质醇增多症显著增高；⑤ 血钾、钠、氯测定：单纯性肥胖症正常,皮质醇增多症可出现低钾($\leqslant$3 mmol/L)；⑥ X 线检查：颅骨侧位片及腕骨片,单纯性肥胖者无改变；⑦ 其他：必要时可查血三碘甲状腺原氨酸(T_3)、甲状腺素(T_4),甲状腺吸[131] I 摄取率测定,腹部 B 超检查肾上腺有否肿瘤、皮质增生等。

怎么预防儿童肥胖

一直以来,人们很少把小儿肥胖症视为疾病状态。而肥胖若不及时控制,常可并发高血压、脂肪肝、糖尿病,至成人后冠心病、动脉硬化、胆石症发病率升高,成为影响人类长寿的重要原因。同时,肥胖儿童存在着深层的心理冲突、压力和行为异常。此种损伤也成为肥胖控制难以持续和反跳的主要原因。因此,必须做好肥胖症的预防工作,肥胖症的预防必须从婴幼儿期做起,最好是从妊娠末期、新生儿期开始,正常儿童从此时期开始脂肪细胞增加,1岁内迅速增长,5岁内营养过剩最易引起脂肪细胞增生肥大。因此要向家长进行营养卫生知识的宣教,尤其是对独生子女家庭更要宣传如下观点,有效地预防肥胖应自儿童期开始。

(1)加强宣教。向家长宣传肥胖病并发症的危害及肥胖病的治疗方法,协助家长制定低热量饮食食谱。

(2)抓住导致肥胖的3个关键时期进行干预。

(3)孕后期母亲体重不要增长过快,新生儿体重≤4 kg为宜。

(4)大力提倡母乳喂养,辅食添加以满足小儿正常需要为宜,不要过分添加高热量、高脂肪食物,不要过早断奶。

(5)养成良好的饮食习惯及饮食行为,不娇惯孩子,及时纠正不吃蔬菜的偏食习惯,睡前不给高热量点心及巧克力、糖果等。

(6)养成运动习惯。

(7)监测体重、身高、发现超重及早干预。

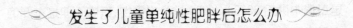

发生了儿童单纯性肥胖后怎么办

单纯性肥胖症是可防可治疗的疾病。治疗原则:① 保持正常的生长发育速度。② 保持良好的体格和锻炼肺活量。③ 增强身体的活动和运动能力。④ 在儿童时期养成良好的习惯和生活方式，保持身心健康。

（1）选用合适的饮食：提供既能减轻体重，又容易坚持并能促进生长发育的饮食。治疗单纯性肥胖症的重要环节是控制热量的摄入，使其低于机体本身的需要量，使患儿消耗自身储存的脂肪，获得一定的热量。一般需几个月的过程才能消耗 37.62 kJ（9 kcal）热量，减轻 1 kg 体重，因此需长期控制饮食，才能收到疗效。应给肥胖小儿提供高蛋白低脂肪饮食。此外，消化吸收蛋白质的热量高于碳水化合物，蛋白质应占总热量的 30% 左右，方可保证减轻体重的同时，肌肉组织不致萎缩，并能维持机体抵抗力。每天热量应限制在 5 020～6 276 kJ（1 200～1 500 kcal），全部食物分为 3 餐及 2～3 次点心，早餐占总量的 1/3。饮食的数量应逐渐减少，使患儿易于接受。可根据每个小儿不同情况，决定其限量从多少开始。减少食物的速度应根据小儿接受的能力决定。限制饮食后，主食不能满足要求时，应以蔬菜或食物纤维高的食品补充。蛋白质除蛋类、肉类、奶类之外，植物蛋白如豆类及其制品也可利用。并应供给足量维生素和矿物质。为小儿设计的食谱，应使家长和患儿易于接受，能确实促使体重减少，并能维持生长发育的热量和营养素。有位学者将饮食分为 11 类，每类饮食再分别归入绿、黄、红三组，绿色饮食可供患儿任意吃，黄色饮食适量吃，红色少吃或不吃。绿色食物是指每餐中热量少于 83.6 kJ（20 kcal）的食物，多为蔬菜和中性食物。黄色食物是每餐中供给 83.6 kJ（20 kcal）的食物，其中 4 种是主要的食品，如粮食类、奶制品、高蛋白食品如肉类和鸡以及水果。供给一定量的黄色食品能使小儿获得足够的营养。红色食品热量超过黄色食品，而营养密度低。在减低热量的同时，要强调给予肥胖儿的主要食物要平衡合理。因此,需要记录摄入的食物及所供给的 4 种基本食物的数量。限制饮食后,食物应多样化,既不要使小儿进食过多,又要使其对食物感兴趣。有时因减少进食量吃不饱或有饥饿感,常有偷着进食的现象,可适当短期使用抑制食欲的药物,如苯丙胺、二乙丙酸等。

(2) 体育锻炼治疗、增加热量消耗：为了增加热量消耗,可选用容易坚持的运动项目。多数肥胖小儿因活动后易于气短而不爱动,为了增加热量消耗,应加大运动量,如晨间跑步、走路、踢球、做体操等。因为单独使用限制饮食的方法减轻体重效果不理想,辅以运动锻炼可以提高疗效,而生活式的运动比需氧运动易于坚持,对减肥疗效较好。运动对小儿减肥的作用比成人差,故对成人和小儿减肥需采用不同的运动方案。与成人比较,小儿坚持运动较难。观察衡量运动的效果期限需要在 12 个月以上。

(3) 行为疗法：教会患儿及其父母管理的方法,给予一定的阅读材料,帮助他们了解、掌握治疗的主要信息,并有自我测试的题目和答案。在每一个疗程开始,给参加者测验上次内容中的 5 个问题,至少答对其中的 4 项,才能接受下一疗程。使参与者有自我监测知识,包括热量摄入、运动量和体重、活动,定期作总结。在治疗组内,鼓励参加者为其他家庭成员在饮食和运动方面起示范作用。制订减轻体重的指标,明确治疗的目标和具体措施。

综合以上饮食、运动、行为疗法,以 6～8 个月为 1 个疗程。前 9 周,每周访视 1 次,后 4～6 个月,每 2 周、1 个月、2 个月门诊 1 次。定期评价疗效,使体重尽早降至正常。体重正常后仍应长期坚持饮食控制,并定期称重,以免复发。

（4）药物疗法：对青少年一般不鼓励用药。

妊娠期肥胖

妊娠对妇女的体重有什么影响

目前，肥胖和超重已成为危害公众健康的一个社会难题。这其中女性多于男性，国际健康和营养协会调查表明：45％黑人妇女，32％～40％西班牙人和25％白人妇女患有肥胖；同时发现孕期体重增加过多是导致产后肥胖的主要原因，这一点已得到国际社会的公认。如何避免孕期体重增加过多及加快产后恢复已成为预防妇女肥胖的一个关键问题。

妊娠期体重如何变化

整个孕期，随着胎儿的不断成长，母体也发生相应的变化。体重于孕13周前无明显变化，以后每周增加约350 g直至妊娠足月，同时体重约增加12.5 kg，近年来由于生活水平的提高及妇女地位的改变有增长趋势。孕期体重增加与胎儿重量、发育及孕期延续密切相关，增加的重量包括胎儿、胎盘、羊水、子宫、乳房、血液组织间液、脂肪沉积等；整个孕期脂肪沉积是为了满足胎儿日益增长的营养需求及为产后哺乳作准备。当妊娠体重增加超过12.5 kg时，超过胎儿及自身的需要，脂肪沉积比例相对增加，导致产后脂肪沉积。

孕期体重增加过多,将给母亲带来较大的负担,对胎儿的安全性构成威胁。孕妇易合并糖尿病、妊娠高血压综合征、妊娠合并心脏病等;巨大儿、新生儿呼吸窘迫综合征、肺透明膜病变、死胎的发生率相对增加。临产后胎儿宫内窘迫、肩难产、剖宫产率增加;产后子宫收缩乏力导致产后出血,切口脂肪液化Ⅱ期缝合,产后糖尿病、糖耐量异常、高血压等并发症相应增加。

妊娠期肥胖会引起产后肥胖吗

普遍认为,妊娠导致的体重增加与产后肥胖密切相关。调查发现,14%～25%的孕母在产后至少增加 5 kg,她们在孕期体重增加超过 18 kg。最近一份来自国际母婴协会的调查表明,孕期体重增加超过 35 磅(15.89 kg)者在产后 10～24 个月内体重滞留超过 20 磅(9.08 kg);孕期体重增加相同的白人和黑人妇女,黑人较白人妇女体重滞留相对增多,产后较产前至少增加 20 磅(9.08 kg)。对那些早婚、早育的妇女,肥胖的概率增加。此外,高血压、脑卒中(中风)、冠心病、非胰岛素依赖性糖尿病、心脏病的发病率,黑人妇女是白人妇女的 1.5～2.5 倍。

妊娠期肥胖为什么会引起产后肥胖

(1)热量摄入过多:Boardley 等通过对 121 名白人、224 名黑人进行孕前、孕中、产后的调查发现,她们孕期体重增加相近,但黑人妇女产后肥胖者居多。通过对饮食结构的调查发现,黑人妇女产后日均摄入热量为 8 531.2 ±

3 962.3 kJ(2 039 ± 947 kcal)，而白人妇女为 6 493.6 ± 2 619.2 kJ(1 552 ± 626 kcal)，其中脂肪摄入比例黑人和白人妇女分别为 41%和 38%。同时肥胖与饮食习惯、次数也有相关。

（2）活动减少：中国妇女在产后 1 个月内几乎卧床，除了必要的活动外，都在休息，而能量摄入过多，因此产后肥胖者比例较高。

（3）种族因素：各项调查发现，产后黑人妇女肥胖者偏多，与种族有密切关系。但在调查中发现，她们摄入能量也较多，因此，黑人妇女肥胖与饮食也密不可分。

（4）产次增加：多产孕妇体重增加较初产妇明显，有学者报道，每产一次体重增加约 3.2 磅(1.45 kg)。

（5）社会因素：调查发现，对于那些住在农村及来自低产阶级的孕妇来说，其体重增加的危险性增加，这可能与受教育的水平及社会结构有关。

（6）内分泌因素：孕期肥胖导致产后下丘脑、垂体功能失调，最常见的并发症为溢乳-闭经综合征和多囊卵巢综合征。多囊卵巢综合征以多毛、肥胖、男性化、闭经为特征，实验室检查（黄体生成素/卵泡刺激素）(LH/FSH)＞3。

怎样在妊娠期预防产后肥胖

（1）调整饮食结构，限制过多热量摄入：孕妇消耗热量是为了维持四方面的需要，一是基础代谢；二是食物特殊动力作用；三是劳动（活动）耗能；四是供给生长及发育的需要（包括胎儿生长及孕妇本身构成新组织）。我国 1988 年修订的孕妇供给量标准为轻体力活动者孕早期每天 9 623.2 kJ

(2 300 kcal)，中、晚期 10 460 kJ(2 500 kcal)，鉴于不同地区、劳动强度不同，有所增减。

我国人民膳食一般以摄入植物性蛋白为主，对蛋白质的补充，营养学会建议孕中期每日增加蛋白质 15 g，孕晚期每日增加 25 g，若经济条件允许，尽可能使生物效价高的动物蛋白占蛋白量的 2/3 为好；同时注意多种维生素及微量元素的补充。

产后是恢复体型的关键时期，必须严格限制饮食。中国人比较讲究"坐月子"，产后卧床较多，活动少，进食高蛋白、高脂肪的食物较多，故容易出现产后肥胖。我国营养学会建议乳母每日摄入热量 3 347. 2 kJ(800 kcal)，蛋白质摄入量要比正常妇女多 25 g，脂肪摄入量占总能量的 25%～20%为宜。

（2）增加产后运动：产后腹壁和盆底肌肉松弛，容易发生尿失禁及便秘，必须加强盆底肌肉的锻炼。若产后一切正常，产后运动应于产后立即开始，适量的运动可帮助血液循环，子宫收缩，阴道及腹部肌肉的弹性复原，尽快回复窈窕的身段。运动包括三方面：收缩子宫、防止子宫后倾；会阴部肌肉运动，防止小便失禁；腹部运动，加快腹部肌肉恢复。产褥期结束后，可在医师及有关人士的指导下，进行形体锻炼。

（3）加强母乳喂养：世界卫生组织（WHO）提出，2000 年实现婴儿 4 个月内纯母乳喂养率达到 80%。母乳含有婴儿出生后 4～6 个月内所需的全部营养物质，既是婴儿最佳食品，又能防止婴儿患传染性疾病；同时母乳喂养有利于产妇尽快恢复到怀孕前的优美体型。在母乳喂养过程中，不断地消耗着孕期积存在体内的脂肪，而且还促使子宫尽快的缩复，同时母乳喂养能预防乳腺癌、子宫内膜癌及卵巢癌的发生；因此应大力提倡母乳喂养。

中年肥胖

什么原因导致了中年肥胖

（1）激素的失衡：中年肥胖常常是由于我们体内激素的不平衡而导致的。随着女性年龄的增长，特别是更年期，体内的雌性激素分泌量日益减少，胰岛素抵抗引起血糖升高，且容易造成脂肪的囤积。男士同样也有更年期及体内激素的变化。

（2）新陈代谢的减慢：随着年龄的增大，新陈代谢的速度将会降低，但我们同时却需要更多的能量来保持体温，因此我们会摄取更多食物，身体也因此肥胖起来。

（3）焦虑失眠：研究发现中年人普遍生活压力较大，情绪的焦虑容易引起失眠，而睡眠不足又是引发肥胖的重要原因之一。研究还发现睡眠不足的人普遍胃饥饿素（可引起食欲）分泌水平较高，而能够抑制饥饿感的瘦蛋白（一种激素）分泌水平较低。也就是说，习惯性睡觉少的人比睡眠正常人更容易感到饥饿。

（4）体育活动减少、生活不规律：工作应酬增多，不知不觉中食物及酒摄入过量。繁忙的工作及下降的机体功能使得体育活动明显减少，而摄入增加，导致热量在体内蓄积增加。

中年人如何减肥

（1）避免不必要的热量摄入：女人和男人到了更年期，变得易怒、沮丧、四肢乏力，常通过摄入食物缓解情绪，需选择其他健康方式改善情绪。

（2）改变饮食方式：如果感到饥饿，可以试着每隔几个小时吃点少量的自然健康食品，即少食多餐。

（3）运动：多爬楼梯，多走路，少坐汽车等无碳生活方式。运动可以带动身体的新陈代谢，消耗更多热量；同时运动也能给我们带来轻松好心情，让生活快乐又健康。

中年肥胖有什么危害

对于男士来说中年肥胖具有严重的后果，肥胖者心脏病发病率是正常体重者的 2 倍，同时老年后患痴呆症的风险也更高。对于女士来说，肥胖者心脏病、癌症等病症更容易发作，还会引起自卑沮丧的坏情绪，严重影响生活质量。

女性肥胖

女性对肥胖的错误认识

女性对审美的要求和生理上的脂肪含量较多，使她们成为对肥胖最为在意的人群，要求最为迫切，但相对来说在女性人群中的减肥治疗又存在很多误区、缺乏科学性。如靠禁食减肥、越瘦越美、过度运动等,因此就产生了厌食症、月经失调、营养不良等女性特有的减肥并发症。从生理的角度来讲,女性的脂肪就比男性多,而且分布的部位和男性也不一样,而且现在认为脂肪组织是一个重要的内分泌器官,它可以分泌许多人体必需的激素,如瘦素等,对人体的发育、生育和生理活动等都具有重要的作用,所以对女性的体重要求是脂肪分布均匀,体质指数(BMI)在19～23之间就是理想的体重。鼓励正常进食、合理运动,而且女性多进食乳类和豆制品更有益处,因为豆制品含有植物雌激素,可以补充因年龄增长引起的雌激素缺乏及其症状。

❧ 女性如何科学、正确减肥 ❧

食欲亢进、爱吃零食的肥胖女性,可考虑应用食欲抑制药物,如西布曲明,疗程以3～6个月为宜。体重可以减轻5%左右。也可以应用一段时间的芬氟拉明,上述药物必须在医师的指导下应用,并定期检查。对于以腹部和臀部脂肪蓄积过多,且患有高血压、心脏疾患或精神疾患的肥胖患者,可考虑应用奥司利他(赛尼可)、双胍类药物抑制脂肪吸收,也可起到良好的效果。有些中年女性由于雌激素缺乏和停经也可以引起肥胖和水、钠潴留,可适当加用少量利尿药物,减轻水肿,并采用激素替代疗法,也可以减轻体重。部分女性患者由于妊娠或自身免疫引起甲状腺功能减退,也可以引起体重增加和肥胖,可以适当补充甲状腺素解除症状、控制体重。对于食欲亢进的肥胖女性,可应用食欲抑制剂,个别超级肥胖(BMI＞35)的女性可考虑手术或胃内球囊置入术。

老年肥胖

老年人肥胖有什么危害

有句俗话叫"有钱难买老来瘦",从一个侧面也说明老年肥胖对健康不利,多项研究也证明了这一点。研究表明,60 岁以上的肥胖人群已达到了 1/4,老年肥胖人群中糖尿病、高血压、心血管病、痛风、关节炎等疾病的发病率明显高于非肥胖组,而且心肌梗死、脑卒中(中风)等发病后的死亡率也提高。研究显示,一名体重达 90 kg 的人只要减重 9 kg,也即是其体重的 5%～10%,就能大大减低患上心脏病和糖尿病等疾病的危险。但老年人往往对肥胖的问题不太重视,很少因为肥胖问题到医院就医,多是在其他疾病出现时才就诊。老年肥胖的病因有很多,如老年女性的绝经后肥胖,孤寡老人的忧郁引起的肥胖或饮食过度,不活动导致的肥胖。

老年人如何减肥

老年人要强调合理的饮食搭配,少食多餐,多些种类,鼓励自己动手制作健康、货真价实的食物,如自己磨豆浆、包饺子,既养心又养身。除非严重影响生活的肥胖,否则不建议应用减肥药物,在应用减肥药时要慎重,避免应用抑制中枢神经、影响心血管的减肥药物,鼓励老年人养成多喝茶水的习惯,可少量饮酒(干红、黄酒)。药物方面可选用脂肪酶抑制剂或双胍类的药物,对肥胖的控制和其他代谢异常有一定的作用。在老年人的运动方面也很讲究,利用空闲时间多的优势,每次饭后都运动一段时间,但要避免运动时间过长和爬楼梯、登山等影响关节的运动,鼓励室外有氧的运动,养花养鸟的集体交流活动也是增加运动良好的方式,总之,对老年人来讲,生命在于不断的运动和保持良好的心态。

继发性肥胖

姓名 Name _____ 性别 Sex _____ 年龄 Age _____

住址 Address _____

电话 Tel _____

住院号 Hospitalization Number _____

X 光号 X-ray Number _____

CT 或 MRI 号 CT or MRI Number _____

药物过敏史 History of Drug Allergy _____

什么是继发性肥胖

肥胖是一种代谢性疾病,涉及脂肪组织、各种腺体等内分泌器官。不同的腺体分泌不同的激素,维持人体的内环境状态稳定。但当某个腺体如下丘脑、垂体等一个或多个腺体出现功能紊乱,整个内环境相应出现紊乱,随之而来的是出现不同的疾病信号。

继发性肥胖占肥胖发病率 5% 左右,但病因繁多且复杂。对于就诊的肥胖患者尤其是体重增加速度过快并伴有其他症状时,一定要彻底检查,找出病因。只有针对病因治疗,才能治愈或缓解继发性肥胖带来的相关不适症状。

在临床上,继发性肥胖可由多种因素引起,主要有先天遗传性疾病和后天疾病所致的肥胖,体重的增加是这类疾病的一种表现形式和其中的一个临床症状,如儿童常见的肥胖生殖无能综合征,表现为肥胖、性腺发育不良和伴有其他先天性异常,如四肢畸形,视力、听力障碍等。后天性疾病包括女性常见的多囊卵巢综合征,表现为多毛、肥胖、停经和卵巢囊性变,主要原因是胰岛素抵抗和雄激素增多所致。这些疾病都要在医师的指导下进行综合治疗,消除和控制引起肥胖的原因,才能从根本上解决肥胖的发生。

什么是下丘脑综合征及下丘脑综合征所致的肥胖

下丘脑综合征(hypothalamus syndrome)指由神经遗传性疾病或其他继发损害(包括垂体肿瘤、外伤、感染和炎症、脑代谢性病、药物及精神性疾病)累及下丘脑所致的疾病,临床上主要表现为内分泌代谢功能失调以及一些非内分泌功能的障碍,如睡眠、摄食及体温调节功能紊乱、性功能障碍、精神失常(包括嗜睡或失眠、情绪暴怒或情感淡漠、幻觉、精神失常)、癫痫等症候群。

人体下丘脑有几个区域与饥饿和饱食感有关,参与饱食感的调节,这些部位一旦受损,患者往往表现为多食肥胖,这可能与胃排空加快有关,也牵涉到体重调定点的重新安排,饮食过度多发生至体重达到新的调定点时为止。脂肪分布以面部、颈部及躯干部显著,皮肤细嫩、手指尖细、多伴骨骼过长,常伴性发育不良及智力不全。

什么是垂体前叶功能减退症

垂体前叶功能减退症指由于成人腺脑垂体不同性质病变,导致多种垂体前叶激素分泌不足,继发性腺、甲状腺、肾上腺皮质功能低下所致的疾病,主要临床表现为产后无乳或乳汁减少;体毛及阴毛、腋毛脱落或缺如,生殖器萎缩,女性症状为闭经、乳房萎缩,男性表现为性欲减低及阳痿;畏寒、迟钝、便秘、轻度肥胖、黏液性水肿、皮肤干燥、心动过缓、乏力、恶心、呕吐、食欲缺乏、发热等。

什么是垂体前叶功能
减退症所致的肥胖

垂体前叶功能减退症引起肥胖的原因主要是由于继发甲状腺功能减退,面貌臃肿而非肥胖。当体内缺乏甲状腺激素时,细胞间液增多,自微血管漏出的白蛋白和黏蛋白的含量也增多,体液大量潴留在体内,导致黏液性水肿,体重增加,此外皮质激素的水利尿作用减弱,加重了水钠潴留。

什么是甲状腺功能减退症

甲状腺功能减退症简称甲减,甲状腺功能减退症其实是有多种原因引起的体内甲状腺激素的分泌不足,导致一系列的全身症状及器官损害,早期可能为功能性的改变,如果没有得到及时的发现和治疗,就会造成不可逆的损害,如心、肝、肾功能的永久性损害和衰竭,严重的可以引起死亡。临床上甲状腺功能减退症以原发于甲状腺的疾病最常见。根据起病年龄不同,可分为三型:呆小病:功能减退始于胎儿期或新生儿;幼年型甲减:见于发育前儿童;成年型甲减:功能减退始于成年期。婴儿及儿童患甲减,有明显的生长发育障碍,且伴有严重的永久性缺陷(包括智力减退);而成年型甲减,主要临床表现为黏液性水肿,经过治疗后症状可以完全缓解。

甲减的主要原因就是甲状腺激素的缺乏或生理效应减弱,而其主要表现为激素缺乏或生理效应减弱引起的一系列临床表现,在不同年龄、不同阶段表现各异,所以很容易误诊,如儿童的记忆力不集中、年轻人的忧郁、老年人的心脏缺血和高胆固醇血症,都可能是甲减在作祟。

甲减的主要临床表现有乏力、食欲缺乏、脱发、裂甲、便秘、怕冷、体重增加、皮肤发黄。检查可发现血胆固醇升高、贫血、高血压及甲状腺激素的升高而确诊。影像学可发现甲状腺的肿大、变硬等局部改变。

而在不同人群中要加以区分:如儿童出现懒惰、学习不集中精力、成绩明显下降、面色发黄,就要加以注意。年轻女性尤其是分娩后女性出现情绪多变、抑郁,也要考虑到甲减的可能,我们听到的产后抑郁所产生的悲剧有时就是甲减所致;而老年甲减也不少见,但往往比较隐匿,发展到一定程度和出现严重的并发症时才得以确诊,如出现胸闷、心律失常、心包积液、尿血、尿蛋白等。有时以单纯的高胆固醇血症为表现。

甲状腺功能减退症所致的肥胖有什么表现

甲状腺激素作用广泛,对全身各器官、系统的功能均会产生影响,作用之一是利尿作用。当体内甲状腺激素不足或缺乏时,细胞间液增多,自微血管漏出的白蛋白和黏蛋白的含量也增多,体液大量潴留在机体内,导致黏液性水肿,体重增加,并非脂肪组织增加。所以当甲减治疗缓解后,患者体重可以恢复到正常水平。甲减引起的肥胖不能靠减重来治疗,否则会加重病情,严重者引起心功能障碍和精神症状,应首先药物纠正甲状腺功能减退。

什么是皮质醇增多症及肥胖

皮质醇增多症是由于多种原因引起体内皮质醇过多所致。临床表现主要有满月脸、向心性肥胖、紫纹及高血压等。本病多发于20～40岁,女性较多见。常见原因有肾上腺皮质增生或存在腺瘤和癌等。儿童患者以肾上腺癌多见,成年男性多为双侧肾上腺增生,女性患者多为增生或腺瘤,如男性化明显,常提示为肾上腺癌。

皮质醇对脂肪代谢的影响比较复杂,总的来说是动员脂肪,促进三酰甘油(甘油三酯)分解为甘油磷酸及脂肪酸,同时抑制脂肪合成,阻止葡萄糖进入脂肪细胞转化为脂肪。由于体内各部分脂肪组织对皮质激素的敏感性不同,出现面部、颈背、躯干部脂肪沉积增多,而四肢脂肪组织分布减少,形成典型的向心性肥胖。部分患者可同时伴有盐皮质激素分泌增多,导致体内水钠潴留,体重增加。临床主要表现为满月脸、背如水牛、脸颈及躯干肥胖(向心性肥胖)、四肢瘦小,皮肤细嫩、变薄,面色红润,典型病例腹部及大腿内侧可出现紫纹(两端细,中央宽的粗大紫红色条纹)。

如何鉴别单纯性肥胖症与皮质醇增多症引起的肥胖

单纯性肥胖症与皮质醇增多症引起肥胖的鉴别

	单纯性肥胖症	皮质醇增多症引起的肥胖
早期	无任何自觉症状	疲乏无力
脂肪分布	呈均匀性	呈向心性
皮肤紫纹	可有紫纹,大多为白色,有时可呈淡红色,较细	呈紫红或淡红色,形状为中央宽、两端细
痤疮	可有	明显
毛发增多	可有	明显
尿钙增多	无	有
低血钾性碱中毒	无	常有
尿 17-羟皮质类固醇	正常或轻度增高	明显增高
小剂量地塞米松抑制试验	常被抑制	不被抑制
血浆皮质醇	正常或轻度升高	增高
X 线检查	无异常	常有骨质疏松或蝶鞍扩大
CT	正常	垂体瘤或肾上腺增大或腺瘤

什么是更年期综合征

更年期综合征是指妇女在自然绝经前后或因手术摘除卵巢或放射治疗等原因破坏卵巢后,由于丧失卵巢功能而引起的一组症候群。更年期一般在 45～55 岁。主要临床表现为月经减少直至绝经,自主神经功能紊乱(包括阵发性面部潮红、情绪激动、多汗怕热、皮肤可有麻木感,部分患者有头晕目眩、精神不集中、记忆力减退),心悸,心动过速或过缓,血压波动性升高,骨质疏松,肥胖等。

更年期综合征为什么可引起肥胖

妇女更年期由于卵巢功能衰退,卵泡分泌雌激素和孕激素减少,对下丘脑垂体负反馈抑制减弱,出现下丘脑与垂体功能亢进,这种功能失调就容易出现精神和自主神经及神经内分泌功能紊乱,如缩胆囊肽、β-内啡肽减少,对饱食中枢的刺激作用减弱,交感神经系统不能适当活动,最终导致糖代谢失常,患者食欲亢进、易饥饿,进食较多引起肥胖。此外,脂肪代谢失常也是引起肥胖的一个因素。肥胖以腰、腹及臀部为主,有时伴有不同程度水肿,并伴有血脂异常。

什么是多囊卵巢综合征

多囊卵巢综合征是一种常见的妇科疾病,在年轻女性中较为常见,是由于女性卵巢功能障碍,不能正常排卵而导致卵泡增多、卵巢增大,引起一系列的病理改变。最常见的症状是月经紊乱甚至闭经、多毛、皮肤色素沉着、肥胖。目前认为其发病是由于卵巢功能障碍和胰岛素抵抗有关。主要临床表现：月经紊乱、闭经、流产、不孕及黑棘皮病（皮肤色素增生、角化过度、疣状增殖，以颈后、腋下和会阴部最为明显，皮损为小的色素斑和天鹅绒状增厚，多伴皮赘，以腋窝、腹股沟及阴唇多见，总有洗不干净的感觉）等。

多囊卵巢综合征的治疗措施主要是针对改善胰岛素抵抗及降低高胰岛素血症，包括饮食、运动和药物治疗三个方面。

（1）饮食治疗：低热量、低脂、较高碳水化合物及纤维素饮食有助于增进胰岛素敏感性，改善高胰岛素血症。肥胖者在体重减轻后，机体胰岛素敏感性有所提高。

（2）运动治疗：适当的运动可增加能量消耗，防止体重增加，促进葡萄糖的利用，增强胰岛素的效应。

（3）药物治疗

● 双胍类药物：可改善机体对胰岛素的敏感性。有人认为该药可使血中胰岛素受体数目增加及增加受体酪氨酸激酶活性。还有人认为该药能促进葡萄糖转运子向细胞膜转位，增加肌肉及脂肪组织对葡萄糖的吸收，减轻胰岛素抵抗。

● α-葡萄糖苷酶抑制剂：该药能延缓碳水化合物在肠道的吸收，缓解餐后高血糖和高胰岛素血症。长期使用可降低血脂，降低血浆胰岛素和C肽水平，改善机体胰岛素敏感性。

● 噻唑烷二酮类药物：该药能增加葡萄糖转运子向细胞膜转位，促进胰岛素介导葡萄糖的摄取，增加胰岛素的敏感性，故又称胰岛素增敏剂。

● 血管紧张素转换酶抑制剂：其改善胰岛素抵抗的机制可能是通过舒血管作用，使达到肌肉等组织的葡萄糖和胰岛素增加所致。

● 胰岛素样生长因子－1(IGF－1)：该药有类似胰岛素的作用。有报道人类重组的 IGF－1 可以降低因胰岛素受体异常而致的极度胰岛素抵抗综合征患者的血糖、胰岛素和 C 肽水平。

● 三价铬：该元素是人体必要的微量元素，机体缺铬可诱发糖尿病。无机铬增强胰岛素活性很小，而转变有机铬后可明显增强胰岛素的活性。

什么是多囊卵巢综合征所致的肥胖

研究显示，约 40％多囊卵巢综合征患者存在肥胖。由于下丘脑-垂体功能失常致垂体对下丘脑黄体生成释放激素(LHRH)敏感性增强，垂体脉冲式分泌黄体生长素(LH)增加，血循环中 LH 含量升高，造成 LH 和卵泡刺激激素(FSH)比例失常，卵巢合成类固醇激素异常，致雄激素产生增多，导致肥胖和多毛。

什么是胰岛素瘤及肥胖

胰岛素瘤是胰岛 β 细胞组成的肿瘤，为胰岛细胞肿瘤中最多见的，占胰岛细胞瘤的 70％～80％，甚至更多。胰岛素瘤 90％以上为良性，男性多于女性，其比例约为 2：1。临床研究发现胰岛素瘤患者约 95％为单个腺瘤，97％为良性肿瘤。其临床表现为反复发作空腹低血糖，也是本病的特点，大都见于清晨早餐前(5～6 分钟)，也见于午饭、晚饭前、主要症状为清晨空腹时感饥饿、软弱、出汗、焦虑、紧张、手抖、脸色苍白、心动过速、血压偏高、恶心呕吐，严重患者发生意识蒙眬,定向力与识别力渐丧失、嗜睡、多汗、精神失常、言语不清,甚至明显的精神失常。久病者智力可低下。有时可出现抽搐和癫痫大发作症候群。

胰岛素瘤患者约 40% 伴有肥胖。胰岛素瘤细胞分泌胰岛素属自主性,即不受高血糖刺激也不受低血糖抑制,虽血糖降至 2.24 mmol/L(40 mg/dl),仍有胰岛素分泌。反复发作的低血糖,迫使患者通过增加进食来缓解症状。食欲亢进加之高胰岛素血症使合成代谢增加,导致患者肥胖,脂肪分布呈普遍性,皮下脂肪丰满。

什么是遗传相关的肥胖综合征

部分肥胖尤其是在儿童发生的肥胖与遗传性疾病有关,要引起足够的重视,必要时要到专科医院就诊,明确诊断。这类疾病的特点是除肥胖外,常伴有其他系统和腺体的异常,具有多样性和多发性。主要与肥胖有关的遗传性疾病有以下几种:Achard-Thiers 综合征(长须妇女糖尿病)、Astrom 综合征、脑-肥胖-眼-骨骼综合征、痛性肥胖综合征、肥胖性生殖无能综合征、假性肥胖生殖无能综合征、性幼稚-色素性视网膜炎-多指(趾)畸形综合征、肥胖-多毛-额骨肥厚综合征、Prader-Willi 综合征(低肌张力-低智力-性功能减退-肥胖综合征)和 von Gierke 综合征(肝糖原贮积病)。

什么是呼吸暂停综合征与肥胖

呼吸暂停综合征也称为肥胖性心肺功能不全或 Pickwickian 综合征,指睡眠时呼吸间隔超过 10 秒以上,打鼾与呼吸暂停交替出现，有时呼吸暂停时间可达到 2～3 分钟，每夜发作数次，长此以往，导致睡眠质量下降，脑部缺氧，判断能力、记忆力下降，脑功能障碍，易倦，晚上难以深睡，白天经常打盹，最后发展为高血压、肺动脉高压、心功能衰竭、低氧血症和高碳酸血症。

呼吸暂停综合征是肥胖病患者常见的一种并发症，也称为肥胖性心肺功能不全。研究显示，呼吸暂停综合征可有多种因素引起，大多与肥胖有关，60%以上的肥胖病患者有轻重不等的呼吸暂停综合征，而且体质指数越大，病情越严重，而且半数以上的肥胖人群夜间伴有习惯性的打鼾。发生这种并发症的主要原因是颈部脂肪过多堆积，气道松软，舌根后坠，导致打鼾和呼吸暂停。而且肥胖患者体重增加，肺壁顺应性下降，肺通气不足，最后出现高碳酸血症和低氧血症。在伴有高血压的肥胖患者，病情可进一步加重，导致肺动脉高压、心力衰竭。

减重治疗是减轻呼吸暂停综合征的基本措施，应避免饮酒和服镇静剂，体重减轻 10%，症状可明显改善，血氧饱和度可提高 5%，因此对于肥胖伴有呼吸暂停综合征的患者，要积极控制体重，必要时进行手术治疗，防止病情的进一步发展，减少呼吸暂停次数，对减少死亡率明显相关，每夜暂停次数超过 20 次者，10 年死亡率可达到 30%以上。

哮喘与肾病儿童与肥胖有什么关系

哮喘儿童往往存在大量激素的长期应用问题，肾病患儿临床上往往采用大剂量激素冲击治疗，大量激素会导致医源性皮质醇增多，经常会看到许多小胖子表现为"满月脸"、向心性肥胖、骨质疏松、走起路来气喘吁吁、抵抗力下降、容易感冒生病，长期激素应用还会导致食欲异常旺盛，最后会出现高血压、糖尿病等伴发疾病。

精神性疾病与肥胖发生
存在什么关系

某些抗癫痫和抗精神病药物，如氯氮平、奥氮平等，在控制症状的同时，会引起严重的肥胖，使患者的生活受到了很大限制，从一定程度上降低了患者的生活质量。抗癫痫和抗精神病药物治疗所引起的肥胖主要是由于药物对脑内5-羟色胺（5-HT）和多巴胺系统的影响，促进了患者的食欲和吸收，降低了代谢率，以及整天呆在家里，活动过少所致。

什么是药物引起的继发性肥胖

现在临床上还有一种继发性肥胖需要引起重视，那就是药物引起的继发性肥胖，随着人们自我保护意识的增强和药物应用的普遍性，在治疗疾病的同时，也会带来不良的后果，肥胖就是其中的一个方面，严重的情况下会带来更大的危害，如哮喘、肾病儿童长期应用大量激素，会导致医源性皮质醇增多，经常会看到许多小胖子表现为"满月脸"、向心性肥胖、骨质疏松、走起路来气喘吁吁、抵抗力下降、容易感冒生病，长期激素应用还会导致食欲异常旺盛，最后会出现高血压、糖尿病等伴发疾病。在糖尿病患者，长期应用磺脲类药物和胰岛素，也会造成不正常的体重增加，使得药效降低、胰岛素用量增加。有些药物会引起水钠潴留，导致体重增加。尤其值得注意的是，某些抗癫痫和抗精神病药物，如氯氮平、奥氮平等,在控制症状的同时,会引起严重的肥胖,使患者的生活受到了很大限制,从一定程度上降低了患者的生活质量。

～ 如何防治药物引起的继发性肥胖 ～

对于继发性肥胖,关键是预防,对于肥胖不能解释的现象,要及时就医,早诊断,早治疗。对于药物引起的肥胖,首先应在医师指导下合理用药,根据治疗的效果、疗程调整药物,最大限度地减少药物不良反应的发生。另外,提倡合并用药,尤其在糖尿病患者,应根据肥胖与否选择不同的药物,对于肥胖患者,首选不影响体重或能减轻体重的药物,对于体重不断增加的患者,加用少量减肥药物或胰岛素增敏剂会收到一举两得的效果,既可以控制体重,又可以减少降糖药物的用量。对引起水钠潴留的患者,少量应用利尿剂和补充适当的激素,也会达到治病减重的目的。抗精神病药物引起的肥胖处理是一个比较棘手的问题,因为抗精神病药物对脑内5-羟色胺(5-HT)和多巴胺系统的影响,促进了患者的食欲和吸收,降低了代谢率,很容易发胖。首先在用药前,就应该提醒患者和家属,要控制饮食、多运动,防止肥胖的发生,同时,辅以适当的控制食欲和抑制脂肪吸收的药物,减重药物的应用要避免中枢性减重药对抗精神病药物的拮抗作用,多选用具有外周作用的减肥药物,如双胍类和脂肪酶抑制剂。

肥胖
的
并发症

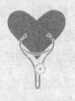

肥胖的常见并发症有哪些

肥胖是滋生许多疾病的温床，近年来更加重视脂肪分布状态与肥胖预后的关系，即使是相同程度的肥胖，内脏型肥胖与皮下脂肪型肥胖比较，前者糖代谢紊乱、脂质代谢紊乱、高血压、冠心病、脂肪肝等疾病发病率高。这种内脏型肥胖的高度危险性已被公认，内脏型肥胖与多种疾病的发病有显著的相关性。

（1）肥胖成人较非肥胖成人患冠心病危险增加。美国NHT(Nurse' health trial)研究结果显示体质指数(BMI)＞29 kg/m² 的患者罹患冠心病的风险较 BMI＜21 者增加3.3 倍。

（2）中心性肥胖对脂代谢异常有额外作用，BMI 和血清三酰甘油（甘油三酯）水平呈正相关，与血清高密度脂蛋白-胆固醇呈负相关。

（3）肥胖者脑血管意外危险增加，BMI 28.9～40.0 的男性死亡率是 BMI 16.2～23.2 男性死亡率的 1.4 倍，BMI28.6～35.7 的女性死亡率是 BMI 15.9～22.0 女性死亡率的 1.6 倍。

（4）多数研究肯定了肥胖与高血压的关系。国外一项研究表明，在 20～30 岁超重者中高血压患病率是正常体重组的 2 倍，低体重组的 3 倍；40～60 岁超重者高血压比正常体重组高 50%，比低体重组高 100%。国内研究也表明，年龄越小、体重越重，发生高血压危险性越大。若按体重每增加 10 kg 比较，各年龄组比数比依次为 2.84、2.59、1.79，45岁以下和 45～59 岁组分别是 60 岁及以上组的 1.59 和1.45 倍。此外，成年后体重增加越明显，开始增加年龄越早,发生高血压的危险性越大。体重增加与未增加组相比,各年龄组比数比依次是 4.01、3.67、3.25,45 岁以下和 45～59 岁组分别为 60 岁及以上组的 1.23 倍和 1.13 倍。按体重增加 10 kg 比较,45 岁以下和 45～59 岁组比数比分别是 60 岁及以上者的 1.74 倍和 1.32 倍。表明年龄越小,体重增加对高血压的危险性越大,研究还表明在高年龄组中,体重增加发生早者发生高血压的危险性更大。

此外,发生 2 型糖尿病的风险亦随 BMI 增加而增加。结果显示,女性 BMI＜22 时,患糖尿病危险性最低,BMI＞35 时,相对危险性高达 60％。体重增加,患糖尿病的危险性也增加。18 岁以后体重增加 20 kg,患糖尿病的危险性增加 15 倍。体重增加似乎早于糖尿病发病。肥胖持续时间与口服葡萄糖耐量时血糖变化密切相关,肥胖时间不足 10 年,血糖无明显增加,肥胖时间 10～45 年,血糖呈线性增高。

肥胖程度与胆囊结石的发生率呈正相关,NHT 结果显示 BMI＜24,临床胆囊结石发生率为 250 人/10 万人年,当 BMI 达 30,发生率逐渐升高,BMI＞30 发生率急剧升高。

肥胖还与某些癌症的发病率增加密切相关,男性肥胖者主要是结肠癌、直肠癌和前列腺癌的发病率增加,而女性肥胖者子宫内膜癌、卵巢癌、宫颈癌、乳腺癌发病率增高。但肥胖与癌症的危险性关系并非呈直线上升。肺癌的发生率与 BMI 呈负相关。显而易见,随肥胖程度的增高,伴发疾病发病率也增加,同时体重变动导致的损害也不容忽视。

肥胖的并发症还有很多,大致如下:

(1)内科: 2 型糖尿病、脂代谢紊乱、高尿酸血症及痛风、冠心病、脑血管意外、高血压、胆结石、脂肪肝、黑棘皮病、多囊卵巢综合征。

（2）外科及妇产科：变形性关节病、腰椎间盘脱出、疝、静脉瘤、不孕症、妊娠高血压综合征、分娩及产褥期异常、麻醉及手术并发症。

（3）恶性肿瘤：结肠癌（男）、直肠癌（男）、前列腺癌（男）、子宫内膜癌（女）、宫颈癌（女）、卵巢癌（女）、乳腺癌（女）。

（4）其他：胰腺炎、肢体障碍、睡眠呼吸暂停综合征。

什么是睡眠呼吸暂停综合征

睡眠呼吸暂停综合征（OSAS）是指睡眠时鼻腔、口腔气流间歇性中断，暂停持续 10 秒以上。呼吸气流降低至正常气流强度 50％以上，并伴有氧饱和度（SaO$_2$）下降。OSAS 多见于中年以后，体重超过标准 20％者中有 2/3 患有 OSAS，而大多数 OSAS 患者均为肥胖症，平均体重 114.7±30 kg，体质指数平均为 31.1，且 BMI 增高与病情严重程度密切相关。肥胖患者有 45％～55％有打鼾，有些患者本人不知道自己有睡眠时打鼾和睡眠呼吸暂停，往往是同室居住的人观察到的。现在认为严重打鼾常伴发 OSAS，习惯性打鼾者 32.9％有中度 OSAS，30.6％有严重 OSAS。

为什么肥胖患者常合并有
睡眠呼吸暂停综合征

肥胖患者脂肪堆积，颈部相对来说短、粗，上气道口径小，同时气道松软，使上气道易于闭陷，当呼吸气流通过狭窄的气道时，引起咽壁颤动，发生鼾声，鼾声大小与舌的位置有关，且受体位影响，卧位时软腭和舌根后坠，打鼾最易

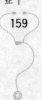

发生,且与呼吸暂停交替出现。睡眠时上气道狭窄可导致睡眠呼吸暂停综合征(OSAS)发生,同时不可避免地出现打鼾,大多数患者在打鼾许多年以后才出现OSAS。高度肥胖患者由于体重增加,作用于胸廓和腹部,使胸壁顺应性减低,从而增加呼吸系统的机械负荷,结果使功能残气量(如呼气末肺容量)降低,特别是卧位时明显。低肺容量通气的一个重要后果是某些气道(尤其是位于肺底部的气道)在部分或甚至整个潮气量呼吸时处于闭合状态,结果导致肺底部肺泡通气不足,动脉氧分压降低,二氧化碳分压增加。然而,大多数肥胖患者中枢性呼吸驱动代偿性增加,可维持正常的动脉血氧分压(PaO_2)和动脉二氧化碳分压($PaCO_2$),少数肥胖患者可出现慢性高碳酸血症、低氧血症,最终导致红细胞增多、肺动脉高压、右心室肥大,甚至右心衰竭。肥胖患者有白天嗜睡,则称之为肥胖通气不足综合征(Pickwickian综合征),OSAS是这些患者的特征,有些患者即使没有呼吸睡眠暂停,但睡眠时的通气不足可促进其病程发展。

睡眠呼吸暂停综合征常见的临床表现是什么

本病可发生于任何年龄,以40～60岁多见。其中73%患者有打鼾,为最常见的临床表现,打鼾常与呼吸暂停交替出现,睡眠呼吸暂停按规定指呼吸暂停持续10秒以上,但大多数患者呼吸暂停时间持续20～30秒,甚至达2～3分钟,每夜可发作数十至数百次,开始身体频繁翻动、上肢挥动或足膝屈曲,然后呼吸暂停持续15～20秒,接着突然惊醒或坐起或翻倒床下,甚至出现发绀,呼吸数次后症状好转，重又入睡，有些患者可发生憋醒，憋醒后常感到心慌、胸闷或心前区不适、盗汗等。大多数患者心率呈周期性变化：呼吸暂停时心率 30～50 次/分，通气恢复后心率 90～120 次/分，少数患者可出现严重的心动过缓伴 8～12 秒停搏，或出现致命性的心律紊乱。由于夜间醒觉次数多、深睡少、睡眠间断、质量不好，患者睡醒后仍感困倦、疲乏、头痛等；睡眠时由于张口呼吸，醒后感口干舌燥、咽部不适。嗜睡严重的患者，可在吃饭、与人交谈、看电视时也经常出现似睡非睡、瞌睡、发作性意识丧失等，出现筷子掉落、骑自行车摔倒受伤、开汽车发生车祸等。

睡眠呼吸暂停综合征的危害是什么

睡眠呼吸暂停综合征（OSAS）其实并不是睡觉打呼噜那么简单，它会对机体产生巨大的影响和危害。OSAS 的特征为发作性夜间窒息和清醒交替，可导致一系列的病理生理变化及临床并发症，最常见的为睡眠时反复发生低氧血症及高碳酸血症，严重者可使血 pH 下降，这可对机体可产生多方面的影响。

低氧造成脑损害，可出现头晕，记忆力、定向力减退，反应迟钝或急躁，可有性格改变、抑郁或易怒、思想不集中、幻觉、性功能减退或阳痿等，行动障碍常表现重复做一种单调动作，过后又遗忘。

低氧还可引起体循环血管收缩，导致高血压，据统计 38% 的 OSAS 患者伴有高血压，其特异性表现为睡醒初时血压增高，起床活动后恢复正常，以后进而发展成持续性高血压。

低氧也可引起肺血管收缩、肺动脉高压产生，发生率为

$10\%\sim15\%$，中度 OSAS 甚至达 44%，可至右心室肥大、右心功能衰竭。

此外，低氧可发生迷走神经性心动过缓、心肌缺血，可产生心绞痛、心律紊乱，甚至猝死。低氧还可刺激红细胞增生、血黏度增高，引起继发性红细胞增多症。

最后，高碳酸血症可加重发绀，并出现头面部静脉扩张，它可使头痛、头昏加剧，心跳增快，也加重精神神经症状。

肥胖合并睡眠呼吸暂停综合征的治疗措施有哪些

超重的睡眠呼吸暂停综合征（OSAS）患者首选的治疗为减肥，应控制饮食、戒烟、避免饮酒、增加运动，逐渐减轻体重。体重减低 10%，沉积在上气道周围的脂肪减少，使上气道管径增大，利于开放，能有效地改善症状，减少睡眠中呼吸暂停的次数和时间。睡眠时应避免仰卧位，体位及枕头的高低以维持上气道通畅为宜。必要时可给氧，解除低氧血症对大脑的损害。

药物治疗难以起到很好的效果，对于严重的患者，可采用正压通气、口腔正畸及矫治器治疗或选择手术治疗，目前较常用的手术有悬雍垂腭咽成形术和舌成形术，在危及生命的患者可选用气管造口挽救生命。

什么是高脂血症

高脂血症包括高胆固醇血症和高三酰甘油（甘油三酯）血症。常见的三型高脂血症的脂质异常如下：① 高胆固醇血症/ⅡA 型——总胆固醇和低密度脂蛋白-胆固醇水平增高，三酰甘油水平正常。② 混合高脂血症/ⅡB 型——总胆固醇、低密度脂蛋白-胆固醇、三酰甘油水平均高。③ 高三酰甘油血症/Ⅳ型——三酰甘油高，总胆固醇正常或稍高，低密度脂蛋白-胆固醇正常。

肥胖为什么容易导致高脂血症的发生

高脂血症是最常见的肥胖并发症，肥胖是影响血脂水平的主要因素之一，体质指数与血脂升高程度呈正比，肥胖中高脂血症的检出率为 23%～40%，远远高于普通人群。肥胖易致高脂血症的原因主要是由于胰岛素抵抗。肥大的脂肪细胞膜上胰岛素受体对胰岛素不敏感，而且单位面积的胰岛素受体减少，肥胖时胰岛素敏感性可比正常减少 5 倍，而受体数可减少 10 倍。从而导致脂蛋白脂酶活性下降；极低密度脂蛋白（VLDL）合成和清除障碍，肝脏三酰甘油（甘油三酯）酶活性下降；低密度脂蛋白受体活性下降；高密度脂蛋白减少等。这是肥胖者脂代谢紊乱的主要原因。

如何对肥胖合并高脂血症的患者进行非药物干预

非药物干预对肥胖合并高脂血症的控制有相当重要的意义。非药物干预的核心在于减重。当肥胖减轻后，胰岛素抵抗和高胰岛素血症的循环就会打破，高三酰甘油（甘油三酯）血症就会逐渐恢复正常。那么，如何进行减重呢？

　　首先，要对患者强化饮食指导，最基本的是限制脂肪、控制总热量。饮食中以总脂肪含量少于 30％，饱和脂肪少于 10％为宜。

　　此外，运动不仅能帮助患者达到理想体重，而且能降低三酰甘油浓度，提高胰岛素的敏感性和增进糖耐量。最后，限制单糖食用和限制饮酒也有相当的疗效。

如何对肥胖合并高脂血症的患者进行药物治疗

　　对于非药物干预无效以及严重的高脂血症患者，我们应当配合进行药物治疗。目前常用的降脂药主要有四类：

　　（1）胆酸结合树脂，如考来烯胺（消胆胺）。

　　（2）他汀类药物（HMG－CoA 还原酶抑制剂），如辛伐他汀（舒降之），普伐他汀（普拉固），主要降低胆固醇。

　　（3）贝特类药，如吉非贝齐，非诺贝特，苯扎贝特，主要降低三酰甘油。

　　（4）烟酸类。

　　此外，部分中药对高血脂有一定的治疗作用。但是，患者应当谨记在医生的指导下合理用药。

为什么肥胖的人容易得胆结石

　　肥胖与胆石的形成有密切的关系。流行病学研究显示肥胖是胆石的易患因素。首先，大部分肥胖患者血中的三酰甘油（甘油三酯）和胆固醇持续处于一种升高状态，而多因素回归分析显示血清总胆固醇、三酰甘油等增高是胆石形成的危险因素。其次,肥胖者 HMG – CoA 还原酶一直处于较高水平,因此其胆汁常呈过饱和状态,但胆汁酸池正常,而使胆固醇容易结晶、沉淀。第三,肥胖者在减体重的过程中,胆汁的胆固醇饱和度进一步增高,这可能是由于组织内多余的胆固醇移出之故。另外,进高热量或高胆固醇食物者,胆汁中胆固醇排出量增多,形成胆囊及胆管内胆固醇过饱和。

肥胖和冠心病之间是否存在相关性

冠心病多见于 40 岁以上的男性和绝经期后的女性,急性冠心病事件(包括急性心肌梗死、冠心病猝死及各种类型的冠心病死亡)男性发病率明显高于女性,男女发病率之比为 1.9∶1。男性发病年龄早于女性,发病率随年龄增加而增高。冠心病是动脉粥样硬化疾病中最常见的,具有高度致命性的疾病。美国人寿保险和流行病学的资料表明,肥胖有增加冠心病发病的趋势。MONICA 研究的中国部分明确了中国人群平均体质指数与冠心病的发病率及死亡率呈正相关。Framingham 等的研究结果表明,肥胖人发生心力衰竭、脑梗死的危险是一般人的 2 倍。

为什么肥胖患者常并发冠心病

肥胖与冠心病之间的联系可能是由于肥胖同时存在心血管危险因素所致,如血脂异常、血压增高、葡萄糖耐量下降等。肥胖者摄取过多热量,在体重增加的同时,增加血胆固醇,并伴随血压的升高,使动脉粥样硬化病变加重。另外,肥胖者体力活动减少,当冠状动脉形成斑块后不易形成侧支循环。再者,肥胖者由于心排血量增加而氧耗量增加,当运动时肥胖者的氧耗量将2倍于正常体重者,故肥胖者易发作劳力型心绞痛。

肥胖合并冠心病患者应如何进行早期干预

应该指出的是肥胖介导的心血管病危险的患病率增加,始于幼年。强调在较幼年开始减肥,降低幼童时期发生的高脂血症和高脂蛋白血症,对冠心病的预防具有重要的意义。措施主要包括:强化饮食管理,最基本的是限制脂肪,控制总热量;心功能允许的条件下,适当运动能够帮助患者有效减重,并降低三酰甘油(甘油三酯)浓度;此外,对吸烟的患者应鼓励其尽早戒烟,对合并糖尿病的患者强调血糖控制,高脂血症的患者控制血脂,高血压患者使其血压达标等等,总之,采取药物或非药物的干预措施,尽量减少冠心病发生的危险因素。

肥胖和高血压之间是否存在相关性

日本的流行病学调查显示,伴随体重、体重比、皮下脂肪厚度或体脂的增加而血压上升,特别是缺少其他因素影响的年轻人,与肥胖的相关是明确的。我国的南北对比研究(北京与广州)或10组人群对比研究在人群间或人群内,无论是单因素或多因素分析,均证明了体质指数(BMI)偏高是血压升高的独立危险因素。我国对儿童和青少年的研究也表明,血压和体重的关系在儿童和青年期就已存在。

北京地区对少儿肥胖和血压改变的8年随访观察表明,13岁肥胖少儿高血压发生率为14.3%,为同龄非肥胖少儿的3倍。肥胖与高血压均有家族性,对高血压易感者,肥胖促进血压升高。人群统计资料表明体内脂肪增加10%,导致收缩压与舒张压相应平均升高0.80 kPa(6 mmHg)和0.53 kPa(4 mmHg)。随年龄与体重的增加,高血压危险性进行性增加。相反,体重下降常伴有血压下降。另外,肥胖与高血压的关系还与脂肪的分布有很大关系。成年人的肥胖主要表现为中心性肥胖、脂肪细胞增大,但其数目并无变化,中心性肥胖高血压患病率最高。

如何对肥胖的高血压患者
进行早期干预

对肥胖者的高血压治疗,从限食和运动疗法相配合的减重开始,如果减重有效而未获降压效果及不能减重者,要尽早进行药物治疗。早期非药物干预的主要措施包括如下几方面:

(1)减肥、控制体重:超重和肥胖是高血压的独立危险因素,减肥、控制体重有利于降低血压和减少降压药的剂量。其有效措施:一是节制饮食,减少每天的热量摄入,因肥胖者往往进食热量过高、过多的碳水化合物而引起交感神经兴奋;二是增加运动,消耗体内过多的脂肪,一般可采用慢跑、散步、游泳、体操等方法,减轻体重有利于降低血浆去甲肾上腺素及肾上腺素水平,这对于伴有高血压的肥胖患者尤为重要。

(2)低盐饮食:对于高血压患者应采用中度限盐饮食,即每日摄入食盐为1.5~3.0 g。低盐饮食对钠敏感性高血压患者疗效好,可提高降压效果,减少降压药剂量,但对钠抵抗的高血压患者效果较差。

（3）限制饮酒：每日少量饮酒对血压影响不大,但每日饮酒量超过 40 g 乙醇（酒精）者,高血压患病率和脑卒中发生率大大提高。据统计,重度饮酒者脑卒中死亡人数比不经常饮酒者多 3 倍。由此可见,限制饮酒、提倡不饮酒和少饮酒,对高血压病的防治是有所裨益的。

（4）体力运动：经常坚持体力活动可预防和控制高血压。多数研究指出,耐力性运动或有氧运动有中度降压作用,如快走、跑步、骑自行车、游泳、滑雪等。而无氧运动如举重、角斗等,降压效果不明显。

肥胖患者为什么容易得糖尿病

体质指数与 2 型糖尿病之间的相关性是毋庸置疑的。那么,肥胖患者为什么容易得糖尿病呢？其根源在于胰岛素抵抗。大量的流行病学调查表明,肥胖者存在着明显的胰岛素抵抗,其标志为代偿性的高胰岛素血症,而体重减轻后,机体胰岛素敏感性可以改善。

当然,仅以体质指数作为肥胖的参考指征也是不够的,因为脂肪组织的分布对其代谢起着决定作用。最近研究表明,腹型肥胖者内脏脂肪堆积与胰岛素抵抗关系更为密切。有人报道,影响老年人胰岛素敏感性的多种因素中,腹内脂肪因素占 51％,而年龄因素仅占 1％。

人体不同部位脂肪组织脂肪分解速度不一,周围皮下脂肪最快,腹部皮下脂肪次之,腹内脂肪最快。腹型肥胖形成后,大量的游离脂肪酸和甘油进入肝脏,多方面影响机体物质代谢,构成了 2 型糖尿病的风险因素。

如何对肥胖的 2 型糖尿病
患者进行早期干预

对于肥胖伴 2 型糖尿病患者的治疗,也是应从饮食和运动入手:

首先是饮食,饮食疗法是 2 型糖尿病的一项基本治疗措施,适当节制饮食可减轻 β 细胞负担,有利于糖尿病的控制。饮食疗法主要原则是限制总热量摄入,各营养素分配比例为"二高"(高碳水化合物、高粗纤维)、"四低"(低糖、低盐、低脂、低胆固醇)、"一平"(蛋白质)。

其次是运动,它是 2 型糖尿病的一项重要治疗措施,适度的体力活动可增加能量消耗,减轻体重特别是腹部、躯干的脂肪聚积,增加肌肉和脂肪对葡萄糖的利用,减少肝糖原分解从而降低血糖,增加胰岛素的敏感性。2 型糖尿病患者死亡率和致残率大多数是因动脉硬化所致冠心病、脑卒中(中风)和周围血管病变,而有规律的运动对冠心病的危险因素有防护作用,可改善的因素有血浆脂蛋白水平、高胰岛素血症、高血糖、某些凝血因子参数和血压。

但 2 型糖尿病患者运动时有一些潜在的危险性。当胰岛素分泌严重不足时,运动可使高血糖加重,易引起酮症,而对正在使用胰岛素或磺酰脲药物治疗的患者易引起低血糖。当患有微血管病变时,运动能使血管扩张力减低,毛细血管通透性增加,易产生蛋白尿。过度运动可使血压上升,增加视网膜出血的危险性。

总之,运动疗法必须按病情而定,对那些超重的 2 型糖尿病患者最有效,而血糖太高、胰岛素用量太大、有酮症、有严重心和肾合并症及高血压或伴发热、严重感染、活动性肺结核,运动疗法为禁忌。有微血管病变应慎重。如无禁忌证,运动形式可根据患者的意愿作出决定,如散步、游泳、健身操、太极拳等,每次运动时间应持续 20～30 分钟,每周至少运动 3 天为佳。

再者,为避免运动时发生不可控制的低血糖危险,2 型糖尿病患者应做到认识低血糖反应的早期表现,携带葡萄糖片或高碳水化合物饮料,避免脱水并佩戴能表明其糖尿病身份的胸章、卡片或手镯。不建议晨起重度运动。

什么是黑棘皮病

黑棘皮病(AN)又称黑角化病,是一种以皮肤色素增生、角化过度、疣状增殖为特征的少见皮肤病。AN 的临床分型有真性、假性、药物性、恶性及混合性 5 种。真性 AN 为单基因遗传疾病,常有家族史。恶性 AN 多与肿瘤有关,尤其是腺瘤。药物性 AN 多与服用某些药物有关,如烟酸或皮质类固醇。混合型多为许多综合征的一种皮损表现。假性 AN 主要与内分泌疾病有关,如肥胖。假性 AN 可能与高胰岛素和胰岛素抵抗有关。在不同类型的胰岛素抵抗综合征中,都发现患者伴有 AN。A 型胰岛素抵抗综合征是由原发的胰岛素受体基因突变造成的一种严重胰岛素抵抗综合征,临床表现为极度胰岛素抵抗,高胰岛素血症伴或不伴糖耐量降低,AN,卵巢雄激素过多。B 型胰岛素抵抗综合征是指胰岛素受体自身抗体所致的胰岛素抵抗,主要表现为难控制的糖尿病,AN,卵巢雄激素过多。多数患者有系统性的自身免疫性疾病,AN 的发病与这些疾病也有关。伴有 AN 的肥胖患者血中胰岛素水平是不伴有 AN 的肥胖者的 2 倍,AN 的发展与肥胖的程度呈正相关。正常体重的

PCOS患者AN的发生率是5%～10%，而肥胖的PCOS患者AN的发生率是50%。还有学者认为，AN是发生2型糖尿病的一个危险信号。总之，AN的发病与高胰岛素、胰岛素抵抗密切相关。研究表明高浓度的胰岛素能刺激皮肤棘层细胞和(或)成纤维细胞过度生长，从而导致了AN的特征性皮损的发生。

如何对假性黑棘皮病进行临床干预

假性黑棘皮病(AN)：男女均可发病，好发年龄25～60岁，多见肥胖或皮肤较黑患者，皮损为小的色素斑和天鹅绒状增厚，多伴皮赘，以腋窝、腹股沟及阴唇多见。有的患者还伴有内分泌系统表现，如肥胖、妇女多毛、第二性征发育不全、月经紊乱等。

假性AN需要纠正肥胖，恢复正常体重，皮损可减轻或消失。高胰岛素血症、胰岛素抵抗在假性AN发病中起重要作用，因此，假性AN的治疗措施主要是针对改善胰岛素抵抗及降低高胰岛素血症，包括饮食、运动和药物治疗3个方面。

（1）饮食治疗：低热量、低脂、较高碳水化合物及纤维素饮食有助于增进胰岛素敏感性，改善高胰岛素血症。肥胖者在体重减轻后，机体胰岛素敏感性有所提高。

（2）运动治疗：适当的运动可增加能量消耗，防止体重增加，促进葡萄糖的利用，增强胰岛素的效应。

（3）药物治疗

● 双胍类药物：可改善机体对胰岛素的敏感性。有人认为该药可使血中胰岛素受体数目增加及增加受体酪氨酸激酶活性。还有人认为该药能促进葡萄糖转运子向细胞膜转位，增加肌肉及脂肪组织对葡萄糖的吸收，减轻胰岛素抵抗。

● α-葡萄糖苷酶抑制剂：该药能延缓碳水化合物在肠道的吸收，缓解餐后高血糖和高胰岛素血症。长期使用可降低血脂，降低血浆胰岛素和 C 肽水平，改善机体胰岛素敏感性。

● 噻唑烷二酮类药物：该药能增加葡萄糖转运子向细胞膜转位，促进胰岛素介导葡萄糖的摄取，增加胰岛素的敏感性。故又称胰岛素增敏剂。

● 血管紧张素转换酶抑制剂：其改善胰岛素抵抗的机制可能是通过舒血管作用，使达到肌肉等组织的葡萄糖和胰岛素增加所致。

● 胰岛素样生长因子-1(IGF-1)：该药有类似胰岛素的作用。有报道人类重组的 IGF-1 可以降低因胰岛素受体异常而致的极度胰岛素抵抗综合征患者的血糖、胰岛素和 C 肽水平。

● 三价铬：该元素是人体必需的微量元素，机体缺铬可诱发糖尿病。无机铬增强胰岛素活性很小，而转变有机铬后可明显增强胰岛素的活性。

● 生长抑素：有人对 1 例严重肥胖的 AN 进行了长期的生长抑素治疗，表明对改善胰岛素抵抗及高胰岛素血症，减轻 AN 的皮损有效。

为什么肥胖的人易患非酒精性脂肪肝

超过 60% 的肥胖患者有大泡性脂肪变，大部分非酒精性脂肪肝患者有肥胖。大多患者无症状，只是在出现肝酶异常时才发现脂肪肝，脂肪肝可以存在 30 年以上而不发展为严重的肝病。体检除肥胖以外，可能有轻度肝肿大。

21%～63%的患者有无症状性肝酶升高。

有研究表明,脂肪肝在儿童期即可出现,儿童期肥胖程度与脂肪肝患病率之间有直接关系。通过超声检测,儿童腹部皮下脂肪厚度＞30毫米者,脂肪肝患病率可达44.4%。因此脂肪肝可作为肥胖的进展期表现。尽管肥胖引起的脂肪肝表现为良性病程,但有1/3的患者可出现肝细胞坏死性炎细胞浸润及肝纤维化,这种情况也被称为非酒精性脂肪性肝炎。此类患者多为中年女性,同时伴有其他慢性病,如高血压和关节炎等。病理改变与酒精性脂肪肝相似。

肥胖引起脂肪肝主要是由于脂肪组织增加,游离脂肪酸释放增加所致。肥胖患者同时常合并有糖尿病,脂肪肝甚至先于糖耐量异常而出现,除胰岛素因素外,肥胖者还存在脂肪摄入增多,外周脂肪组织动员增加,肝脏合成三酰甘油(甘油三酯)增加而极低密度脂蛋白的合成相对不足,导致脂肪从肝脏排出障碍,结合肝内脂肪分解代谢降低等因素,促使肝内游离脂肪酸增加,其他如高血脂和体重骤降引起外周组织脂肪动员增加,也可导致游离脂肪酸升高。目前发现游离脂肪酸有很高的细胞毒性,可损害细胞膜、线粒体和溶酶体膜等,引起肝细胞超微结构的破坏,而且能明显加强细胞因子的毒性作用,导致肝实质细胞脂肪变性、坏死、炎细胞浸润和纤维化等改变。

肥胖者如何防治非酒精性脂肪肝

(1)祛除病因:酒精性脂肪肝应戒酒,并给予足够的蛋白质饮食,能有效减少肝内脂肪的堆积;妊娠期脂肪肝应尽

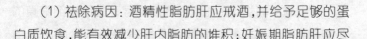

早诊断，及时终止妊娠；蛋白质热量不足性营养不良患者要充分补充营养物质，尤其是蛋白质的补充；对全肠道外营养的患者，如有可能应尽量缩短时间，或使非蛋白饮食所提供的热量减少到 1/3，也可缩短每日的输入时间，有学者建议每日时间应在 8～12 小时；肥胖和糖尿病者则应减肥，减肥要有计划，主要通过运动和饮食调整来完成，切忌体重突然减轻；尽量不要长期大量使用皮质激素。

（2）调整饮食：饮食的合理化是脂肪肝治疗很重要的一部分。饮食应以高蛋白为主，加适量脂肪和碳水化合物，如摄入不含脂肪的食物，脂酸可从糖类及氨基酸等物质合成。糖类摄入过多可增加胰岛素的分泌，促使糖转化为脂肪。肥胖引起的脂肪肝患者更应从节制饮食开始。热量供给的多少主要取决于原有体力活动的水平，要避免严重的负氮平衡。

（3）锻炼：运动量适当增加对脂肪肝的治疗和饮食调整有同样的重要性。2 小时内行走 12 km 才能真正起到减肥的目的。也可以使用健身器等辅助器材，减少全身脂肪的堆积。5 个月内将体重减到标准体重，可以使脂肪肝消失。

（4）药物治疗：目前对脂肪肝还没有特效药物，但一些可改善血糖、降低血脂和保护及稳定肝细胞膜的药物也用于脂肪肝的治疗。如二甲双胍、胰岛素增敏剂等具有减重和降低胰岛素的降糖药物。

● 非诺贝特：可降低血中的三酰甘油（甘油三酯）和胆固醇，从而减少血脂在肝内堆积，使脂肪肝得到缓解。常用剂量为每次 0.2 g，每日 3 次，口服。

● 胆碱类药物：肝细胞内脂滴的存在会改变细胞膜的超微结构，受到损害的细胞就不能得到磷脂合成所需的充足能量,而磷脂又是细胞膜和亚细胞膜的基本组成成分,在细胞再生中发挥重要作用。胆碱是磷酸胆碱的前身物质,在脂蛋白合成中有重要作用,可以使脂蛋白增加,促进三酰甘油的排出。常用氯化胆碱每次 1 g,每日 3 次,口服;或静脉注射复方胆碱,每次 2 ml,每日 1~2 次。

● 还原型谷胱甘肽:商品名泰特(TAD)。在慢性肝脂肪变中,由于肝内谷胱甘肽的减少,导致了肝脏的解毒功能下降。静脉补充还原型谷胱甘肽能明显改善患者的肝功能指标,如转氨酶。

● 肉毒碱乳清酸盐:商品名疗尔健。肉毒碱乳清酸盐复合体在体内分解为肉毒碱和乳清酸更易被肝细胞吸收。乳清酸是核酸合成的前体,是促进损伤细胞增殖蛋白合成的很重要的过程;而肉毒碱是脂代谢的生物兴奋剂,促进肝脏游离脂肪酸的 β 氧化。因此可以促进肝细胞的增殖,恢复肝酶,改善症状。

● 熊去氧胆酸:多用于慢性活动性肝炎和肝内胆汁淤积症的治疗。有研究表明,给予熊去氧胆酸每日 13~15 mg/kg,12 个月,患者脂肪变明显逆转,且各项异常的肝功能指标转为正常。

● 二十碳五烯酸(EPA):多用于抗凝剂和血小板聚集抑制剂。实验研究表明,EPA 明显减轻肝脂肪变的程度,可能是其可抑制肝内三酰甘油合成和增加肝血流量。该药仍处于实验研究阶段。

● 保肝药物:益肝灵对肝细胞膜有稳定作用,有利于肝细胞恢复正常,可长期服用。目前还有一些新药如肝得健等也用于脂肪肝的治疗,疗效有待进一步观察。

● 中医中药:绞股蓝多苷可以降低血脂,对脂肪肝的恢复有一定的帮助。葛花在我国常作为解酒药,有研究表明,葛花提取液能抑制乙醇(酒精)等导致的肝内三酰甘油的升高,有望成为治疗酒精性脂肪肝的有效药物;甜菜碱也有类似作用。

～～～ 肥胖的人容易患痛风吗 ～～～

痛风素有"王之疾病"和"疾病之王"的称号,历史上有许多帝王将相都患过痛风,公元前500年希腊医学家希波克拉底就提出痛风与摄食过多有关。摄食过多及消耗减少,可引起体内脂肪蓄积,体重增加而导致肥胖。

临床观察发现肥胖是痛风常见伴发病之一,Brochner报道78%的痛风患者超重10%,57%超重30%,平均超重17.8%。grahame观察355例原发性痛风患者约半数患肥胖症。

新近调查证实,血尿酸值与体质指数(BMI)呈正比关系。有的痛风患者经限制热量体重减轻疗法后常可减少痛风急性发作次数,血和尿尿酸也会下降。高脂血症在痛风患者中也十分突出,约3/4的患者伴有高三酰甘油(甘油三酯)血症,其中有的与嗜酒有关,已发现嗜酒的痛风患者较不饮酒的肥胖患者三酰甘油为高。但另一些则与乙醇(酒精)无关。流行病学调查资料显示,血三酰甘油与血尿酸升高呈正相关。虽然部分痛风患者有高胆固醇血症,但研究并未表明其与血尿酸值有任何关系。此外,痛风与肥胖症常伴的糖尿病、高血压等也关系密切。

总之,痛风常伴肥胖、高三酰甘油血症、糖尿病、高血压,故有人将肥胖、痛风、糖尿病定为三联症或再加上高血压、冠心病定为五联症,这有一定的普遍性,但发病机制上,并无明确证据表明彼此间的联系。

如何对肥胖的痛风患者
进行非药物干预

最主要的是饮食控制。长期严格控制食物并不可取，但适当限制饮食对各期痛风均有裨益。具体措施有：

（1）限制总热量为 100～120 kJ/kg，防止过胖。

（2）高碳水化合物占热量的 65%～70%，中等量蛋白质 0.5～1.0 g/kg，低脂肪 40～50 g/d。

（3）避免高嘌呤食物如动物心、肝、肾、脑，沙丁鱼及酵母等，嘌呤量为 100～150 mg/d 以下。

（4）鼓励多饮水，多食碱性食物，如蔬菜、柑橘、西瓜、冬瓜及牛奶等，酌情服用碱性药物。

其次，对于超重的患者，我们仍需强调运动减重的重要性，对此，前文已有大量介绍，不再一一赘述。

为什么肥胖女性易出现
月经不调和不孕

由于女性的新陈代谢率较男性低，且女性的脂肪合成能力较男性强，故女性更易出现肥胖。由于脂肪含量的增加，肥胖女性的雌雄激素合成增加，常表现为高雌激素血症和高雄激素血症；此外，肥胖导致的瘦素和胰岛素抵抗，会促进脂肪合成的进一步增加；再者，瘦素抵抗本身可导致女性月经失调、不排卵从而导致不孕不育的发生。

什么是多囊卵巢综合征? 如何早期干预

多囊卵巢综合征是女性肥胖伴月经失调最常见的病因。主要临床表现为肥胖、多毛、停经或月经紊乱。实验室检查表现为高雄激素血症、高胰岛素血症、高泌乳素血症;B超检查可发现双侧或单侧卵巢囊性改变。早期干预措施主要是减重,控制肥胖对多囊卵巢综合征的治疗非常重要,减重后可能使月经恢复正常。对这部分患者,因强调高碳水化合物、低脂肪饮食;循序渐进,逐步减重,6个月内减重5%~10%。

肥胖可能对男性性功能 产生什么样的影响

肥胖对男性性功能的影响因年龄而异。在儿童,主要表现为性发育延迟,包括性腺的发育、外生殖器发育的延迟等;此外,还有第二性征发育的延迟、男性乳房发育、体态和语言的女性化等。在成人尤其是中年,除了男性女性化以外,最主要的表现是勃起功能障碍,在伴有高血压、糖尿病的男性患者中,发病率可高达60%以上。

为什么肥胖男性易出现性功能障碍

肥胖男性出现性功能障碍的主要原因是脂肪细胞将雄激素转化为雌激素,导致雌激素增多,引起男性女性化、男性乳房发育。此外,重度肥胖者可出现垂体促性腺激素释放减少以及瘦素抵抗,对男性的性发育以及精子的形成会产生一定的影响。

如何对肥胖男性合并性功能障碍者进行早期干预

应教育患者保持健康的精神状态,不抽烟不酗酒,尽量避免应用对性功能有影响的药物,如抗高血压药以及某些降糖药、抗癫痫药、镇静药等。对肥胖合并性功能障碍者,可予奥司利他(赛尼可)、西地那非(万艾可)治疗。同时,最主要的是减轻体重,减少负担。

为什么肥胖患者易出现骨关节炎

骨关节炎是最常见的关节疾病,其发病常常和年龄密切相关。目前该病是75岁以上老年人病残和疼痛的主要原因,耗费了巨大的保健资源。而且,随着人口中老年人肥胖患者比例的持续增加,骨关节炎的流行亦可能更加广泛。

肥胖不仅明显地增加负重关节所承受的负荷,也可引起姿势、步态及整个运动系统活动的改变。肥胖者膝部骨关节炎发生率高,大多数肥胖患者呈现膝内翻畸形,这样负荷就集中到膝关节中间部分的软骨上,所以肥胖患者的膝关节容易发生退行性改变。肥胖患者经常主诉膝关节疼痛,关节活动时加重,休息时缓解,局部可见骨赘所致骨肥大并有压痛。关节腔内可有少量积液,屈膝时可发出声音。晚期出现关节运动受限和股四头肌萎缩,中间间隔病变引起膝内翻,侧间隔退行性变则导致膝外翻。

如何对肥胖的骨关节炎患者
进行早期干预

最主要的干预方案仍是减重。除了饮食控制以外,资料证明,参加运动的 90 岁老人也能像年轻人一样容易地增加力量和肌肉体积。鼓励患者在可忍耐的情况下继续以前的身体运动也是至关重要的。同时也是预防肥胖的重要方法。经常运动可减少病废、依赖和疼痛。运动对膝关节和髋关节骨关节炎患者的疼痛和功能都有良好的作用。制定个人运动计划应包括如何锻炼股四头肌或其他特定肌肉群的详细说明,许多患者从水疗中受益;的确,在温暖的游泳池(30~34℃)锻炼是对常规理疗极好的辅助或替代方法。步行、高尔夫球、太极拳和瑜伽都是值得推荐的其他温和运动。

此外,为患者和护理者提供情感支持是非常重要的。由非专业人员每月进行电话联系,用以改善骨关节炎患者的自我护理,经 1 年随访,发现有助于关节疼痛和身体功能的改善。

为什么肥胖者容易发生褥疮

肥胖患者较容易发生褥疮,其原因如下:

(1)肥胖者由于组织中脂肪多,加大了血运阻力,机体着力点承受体重压力大,组织缺氧缺血严重,所以如数小时未更换体位,局部组织受压过久,即发生反应性淤血和硬结,形成褥疮。另外,肥胖者易患高血压及动脉硬化,不但脑内小动脉阻力增大,血流减少,全身小动脉同样有粥样硬化、血流受阻、缺氧致代谢障碍，易发生褥疮。

（2）肥胖者皮脂腺排泄旺盛，汗液分泌多，使皮肤持续受到物理因素的刺激，应用脱水剂后，皮肤常处于潮湿状态，持续受到刺激，抵抗力降低，皮肤易溃烂。

（3）肥胖患者易患糖尿病，造成蛋白合成障碍及组织修复能力下降，肥大的脂肪细胞虽有活泼的代谢和物质运转率，但单位面积脂肪细胞膜上特异性胰岛素受体相对减少，因而对胰岛素的敏感性降低，需要量增加，对胰岛的长期刺激，可能导致 β 细胞功能减退或衰竭，胰岛素分泌不足，蛋白合成障碍，组织得不到适当修复，抵抗力减弱，皮肤容易受损和感染。

（4）肥胖患者如患脑出血等急性病时，累及生命中枢，是死亡率最高的疾病之一，其发病特点是起病急，昏迷快而深，脑压高，反复呕吐，甚至吐咖啡色液体，二便失禁，肢体瘫痪，此时护理目标是阻止或减少脑继续出血，保持呼吸道通畅，各种操作动中求静，但体型肥胖给定时更换体位带来了困难，发生翻身不彻底或操作中拖、拉、搓现象，都会增加皮肤的摩擦力，致皮肤挫伤。

肥胖患者如何防治褥疮

首先要保持身体皮肤的干燥，勤翻身、勤擦洗，加强身体承重部位的皮肤护理；其次，鼓励患者可能的情况下，选择合适的方式进行适当的锻炼；最后，控制好血压、血脂、血糖，对防止褥疮的发生具有重要的作用。

挂号费丛书·升级版
总 书 目

1.专家诊治糖尿病并发症　　（内　　科）

2.专家诊治痛风　　　　　　（内　　科）

3.专家诊治血脂异常　　　　（内　　科）

4.专家诊治过敏性疾病　　　（内　　科）

5.专家诊治失眠症　　　　　（内　　科）

6.专家指导高血压治疗用药　（内　　科）

7.专家诊治冠心病　　　　　（心 内 科）

8.专家诊治高血压病　　　　（心 内 科）

9.专家诊治心肌梗死　　　　（心 内 科）

10.专家诊治心律失常　　　　（心 内 科）

11.专家诊治心脏疾病　　　　（心胸外科）

12.专家诊治血管疾病　　　　（心胸外科）

13.专家诊治消化性溃疡　　　（消 化 科）

14.专家诊治慢性胃炎　　　　（消 化 科）

15.专家诊治胃病　　　　　　（消 化 科）

16.专家诊治肠道疾病　　　　（消 化 科）

17.专家诊治脂肪肝　　　　　（消 化 科）

18.专家诊治肝病　　　　　　（消 化 科）

19.专家诊治胆囊炎与胆石症　（消 化 科）

20.专家诊治胰腺疾病　　　　（消 化 科）

21.专家诊治肥胖症　　　　　（内分泌科）

22.专家诊治甲状腺疾病　　　（内分泌科）

23.专家诊治甲状腺功能亢进症（内分泌科）

24.专家诊治糖尿病　　　　　（内分泌科）

25.专家诊治更年期综合征　　（内分泌科）

26.专家诊治支气管炎　　　　（呼 吸 科）

27.专家诊治支气管哮喘　　　（呼 吸 科）

28.专家诊治肺炎　　　　　　（呼 吸 科）

29.专家诊治肺病　　　　　　（呼 吸 科）

30.专家诊治肺结核病　　　　（呼 吸 科）

31.专家诊治打呼噜与睡眠呼吸障碍（呼 吸 科）

32.专家诊治中风　　　　　　（神 经 科）

33.专家诊治老年期痴呆　　　（神 经 科）

34.专家诊治癫痫　　　　　　（神 经 科）

35.专家诊治帕金森病　　　　（神 经 科）

36.专家诊治头痛　　　　　　（神 经 科）

37. 专家诊治口腔疾病	（口腔科）	54. 专家诊治子宫疾病	（妇 科）
38. 专家诊治肾脏疾病	（肾内科）	55. 专家诊治妇科肿瘤	（妇 科）
39. 专家诊治肾衰竭尿毒症	（肾内科）	56. 专家诊治女性生殖道炎症	（妇 科）
40. 专家诊治贫血	（血液科）	57. 专家诊治月经失调	（妇 科）
41. 专家诊治类风湿关节炎	（风湿科）	58. 专家诊治男科疾病	（男 科）
42. 专家诊治乙型肝炎	（传染科）	59. 专家诊治中耳炎	（耳鼻喉科）
43. 专家诊治下肢血管病	（外 科）	60. 专家诊治耳鸣耳聋	（耳鼻喉科）
44. 专家诊治痔疮	（外 科）	61. 专家诊治眩晕症	（耳鼻喉科）
45. 专家诊治尿石症	（泌尿外科）	62. 专家诊治白内障	（眼 科）
46. 专家诊治前列腺疾病	（泌尿外科）	63. 专家诊治青光眼	（眼 科）
47. 专家诊治乳腺疾病	（乳腺外科）	64. 专家诊治皮肤病	（皮肤科）
48. 专家诊治骨质疏松症	（骨 科）	65. 专家诊治皮肤癣与牛皮癣	（皮肤科）
49. 专家诊治颈肩腰腿痛	（骨 科）	66. 专家诊治"青春痘"	（皮肤科）
50. 专家诊治颈椎病	（骨 科）	67. 专家诊治性病	（皮肤科）
51. 专家诊治腰椎间盘突出症	（骨 科）	68. 专家诊治抑郁症	（心理科）
52. 专家诊治肩周炎	（骨 科）	69. 专家解读化验报告	（检验科）
53. 专家诊治子宫肌瘤	（妇 科）	70. 专家指导合理用药	（药剂科）